全国中医药行业高等教育"十四五"创新教材
长春中医药大学研究生系列创新教材

卫生事业管理理论与实践

（供公共卫生与预防医学等专业用）

主　编　王昕晔　聂海洋

全国百佳图书出版单位
中国中医药出版社
·北 京·

图书在版编目（CIP）数据

卫生事业管理理论与实践 / 王昕晔，聂海洋主编 .—北京：
中国中医药出版社，2022.12
全国中医药行业高等教育"十四五"创新教材
ISBN 978 - 7 - 5132 - 7624 - 5

Ⅰ . ①卫⋯　Ⅱ . ①王⋯ ②聂⋯　Ⅲ . ①卫生管理学—中医
学院—教材　Ⅳ . ① R19

中国版本图书馆 CIP 数据核字（2022）第 085255 号

中国中医药出版社出版
北京经济技术开发区科创十三街 31 号院二区 8 号楼
邮政编码　100176
传真　010-64405721
北京联兴盛业印刷股份有限公司印刷
各地新华书店经销

开本 787×1092　1/16　印张 7.5　字数 162 千字
2022 年 12 月第 1 版　2022 年 12 月第 1 次印刷
书号　ISBN 978 - 7 - 5132 - 7624 - 5

定价 30.00 元
网址　www.cptcm.com

服 务 热 线　010-64405510
购 书 热 线　010-89535836
维 权 打 假　010-64405753

微信服务号　zgzyycbs
微商城网址　https://kdt.im/LIdUGr
官 方 微 博　http://e.weibo.com/cptcm
天猫旗舰店网址　https://zgzyycbs.tmall.com

如有印装质量问题请与本社出版部联系（010-64405510）

全国中医药行业高等教育"十四五"创新教材
长春中医药大学研究生系列创新教材

编纂委员会

全国中医药行业高等教育"十四五"创新教材

长春中医药大学研究生系列创新教材

《卫生事业管理理论与实践》编委会

主　　编　王昕晔　聂海洋

副 主 编　罗　威　马宏霞　谢　铮

编　　委（以姓氏笔画为序）
于　阳　马　辉　王　贺　王　赫
张　彪　郝　颜　魏　星

学术秘书　闵　博　蒲昱廷

前　言

　　教材建设是课程建设和人才培养的基础保障，教育部、国家发展改革委、财政部发布《关于加快新时代研究生教育改革发展的意见》（教研〔2020〕9号），《意见》指出："研究生教育肩负着高层次人才培养和创新创造的重要使命，是国家发展、社会进步的重要基石，是应对全球人才竞争的基础布局。"这为我们明确了要加强课程教材建设，规范核心课程设置，打造精品示范课程，编写遴选优秀教材，从而提升研究生课程的教学质量。在不断优化课程体系的同时，须创新教学方式，突出创新能力的培养。同时，在课程中融入思想政治教育内容，更加有利于提升研究生思想政治的教育水平。

　　长春中医药大学研究生系列创新教材涵盖了本校硕士研究生一级学科课程、二级学科课程和选修课程。本系列创新教材将长久积淀的学科优势、教学经验呈现其中，注重传承与创新相结合。在组建编纂委员会的过程中，我们邀请了相应学科领域的资深专家对教材内容进行审读，共设置了《内经理论与临床运用》《伤寒证象析要》《金匮要略方证辨析》《温病条辨精选原文评析》《温疫经方案例学》《中医健康管理理论与实践》《中医器械学》《中药化学专论》《中药分析学专论》《高级健康评估》《循证护理学》《卫生事业管理理论与实践》《预防医学理论与方法》《生物化学与分子生物学》14本分册，编写过程中突出以下"五性"特色。

　　1. 科学性：力求编写内容符合客观实际，概念、定义、论点正确。

　　2. 实用性：本系列创新教材主要针对硕士研究生，编写的内容符合实际需求。

　　3. 先进性：医学是一门不断更新的学科，本系列创新教材的编写过程中尽可能纳入最新的科学技术，避免理论与实际脱节。

　　4. 系统性：充分考虑各学科的联系性，注意衔接性、连贯性及渗透性。

　　5. 启发性：引导硕士研究生在学习过程中不断发现问题、解决问题，更好地体现教材的创新性。

本系列创新教材在编写过程中得到了中国中医药出版社的大力支持，编写过程中难免有不足之处，敬请广大师生提出宝贵意见，以便修订时提高。

长春中医药大学研究生系列创新教材编纂委员会
2021 年 9 月

编写说明

以习近平同志为核心的党中央，坚持以人民为中心，实施健康中国战略，明确了新时代党的卫生健康工作方针。中共中央、国务院印发实施《"健康中国2030"规划纲要》，开启了健康中国建设新征程、全民健康新时代。"十四五"时期是我国由全面建成小康社会向基本实现社会主义现代化迈进的关键时期，为加快推进卫生健康现代化，我国将继续推动卫生健康事业实现高质量发展，迫切需要加强卫生管理专业人才队伍建设，以期推进健康中国战略的顺利实施，满足人民日益增长的健康需求。为此，本教材突出专业特色、学科特点、前沿研究，旨在提高本专业研究生培养质量，加强研究生课程建设，提高卫生健康领域专业人才的理论与实践水平。

本教材的教学对象是公共卫生、公共卫生与预防医学等专业硕士研究生，以"大健康观"为立足点，以实际的国家政策拓展作为特色，注重引用医药卫生体制改革相关健康热点问题作为案例，强调理论与实践相结合，确保理论知识与教学需求之间紧密衔接，激发学生自主学习能力。

本教材共九章，按照"基础 - 核心 - 拓展"结构撰写，以卫生事业管理基本理论为指导，以卫生事业管理内容为主线，结合管理科学、社会学、法学等相关理论，同时注重教材的科学性、实用性、可读性，更加符合研究生的学习思维。

编写分工：第一章由王昕晔、聂海洋、郝颜、于阳编写；第二章由马辉编写；第三章由谢铮编写；第四章由罗威编写；第五章由马宏霞编写；第六章由张彪编写；第七章由王赫编写；第八章由王贺编写；第九章由魏星编写。

本教材在编写过程中得到了长春中医药大学健康管理学院的积极参与和大力支持，感谢每一位编委的辛勤付出。由于编者水平有限，加之编写时间紧张，不足之处恳请各位读者指正，以便再版时修订提高。

《卫生事业管理理论与实践》编委会

2022 年 5 月

目　录

第一章　绪　论 ▷▷▷▷

学习目标

1. 掌握卫生系统、卫生事业、卫生事业管理的概念，卫生事业管理的主体与客体，卫生事业的基本原则。

2. 熟悉我国深化医药卫生体制改革的重点任务，"十三五"卫生健康改革发展现状。

3. 了解我国卫生事业的发展历程。

第一节　我国卫生事业的发展历程

我国卫生事业的发展关系到人民群众的身体健康和生老病死，与人民群众切身利益密切相关，是重大民生问题，也是实现经济与社会协调发展，构建社会主义和谐社会的重要内容之一。中华人民共和国成立以来，卫生事业得到高度重视与发展，主要经历了以下三个阶段：医药卫生体制的初步建立、经济转型期卫生体制的变革、新一轮医药卫生体制改革的推进（表1-1）。

表1-1　中国卫生事业的发展历程

年份	时期	特点	内容
1949—1978年	计划经济期	以政府宏观调控机制为主，实现了低成本广覆盖，显现了社会公平性，但卫生服务水平难以满足居民卫生服务需求，卫生资源严重不足	1. 农村：建立"三级医疗预防保健 + 赤脚医生 + 合作医疗"的服务网络 2. 城市：建立"市、区两级医院 + 街道门诊部"的三级医疗服务网络 3. 医疗卫生机构：全额拨款单位，诱导需求等现象尚未萌芽。药品、医疗器械、人员准入、机构规模等，都严格遵从政府的计划性指令 4. 爱国卫生运动：采取以预防为主方针，地方病、传染病得到了很好的控制
1978—2008年	经济转型期	向市场化进军的思潮大大激发了医疗机构的活力，而政府的监管措施不当，看病难、看病贵等问题逐渐彰显	1. 政府投入偏向于经济领域，政府卫生支出占卫生总费用的比重存在下降趋势 2. 鼓励医院创收，允许计划外商品自主定价 3. 城镇职工基本医疗保险、新型农村合作医疗和城镇居民基本医疗保险开始全面推广实施

年份	时期	特点	内容
2009 年至今	快速发展期	推进新一轮医药卫生体制改革，突出强调人人享有基本医疗卫生服务，卫生事业的宗旨和性质得到了进一步明确，公益性得到了强化和提升	1. 逐步建立覆盖城乡居民的基本医疗卫生制度 2. 提出了"保基本，强基层，建机制"的理念，大幅度提高对公共卫生的投入 3. 社区卫生服务得到充分发展，基本药物制度建立并逐步实施，以县级医院改革为突破口的公立医院改革成效显著

第二节 卫生事业管理的基本理论

一、卫生系统

（一）卫生系统的界定

世界卫生组织对"卫生系统"的定义为涉及卫生行动的所有组织、机构及资源。凡是对个人卫生保健服务、公共卫生服务及其他非卫生部门与改善人民健康有关的行动，均可称为卫生行动（health action）。

（二）卫生系统的主要目标

1. 提高健康水平，增进健康公平性，尤其是改善贫困人口的健康状况。

2. 加强卫生系统对人民的需求和期望的反应能力。一方面是加强对卫生服务利用者（对象）的需求的反应能力。例如，注重患者在诊疗过程中的获得感，能否得到应有的尊重等。另一方面是尊重个人的尊严、健康和治疗的自主权和隐私权，体现尊重基本的人权。例如，注重患者在诊疗过程中与医生的沟通交流，能否享有知情权等。

3. 确保卫生筹资的公平性。每一个家庭都应该公平地支付卫生费用，并且注重防范每个家庭因大病导致灾难性支出的风险，保护每一个人不因卫生保健的费用而带来经济收入上的问题。具体体现在健康人与患者之间的风险分担及不同收入水平人群之间的风险分担。

（三）卫生系统的主要功能

1. 管理

卫生系统管理功能的含义不仅限于立法，具有广义管理的概念。一方面，提供整个卫生系统的战略方向和制定公正的行为准则，倡导各部门对卫生工作带来有影响性的政策。另一方面，其核心问题是未来如何发挥政府的作用。

2. 筹资

适宜的筹资方式可以保障卫生系统的持续发展。一方面，以公共筹资或强制性筹资方式建立统筹基金，通过建立预付性质的医疗保障制度来防止因病造成的财务风险。另一方面，筹集医疗保障经费，并建立统筹基金及公平合理的分配方式。

3. 服务提供

政府的职能是提供公共卫生服务，改善个人卫生服务及公共卫生服务的质量（品质）。

4. 资源筹措

资源筹措的关键问题是如何平衡卫生投入与卫生需求之间的关系，如人力资源需要合理配置，机构及技术的投资也应根据重点来优先配置，防止因资源筹措的不公平加剧健康服务的不公平。

二、卫生事业

（一）卫生事业的概念

《管理学大辞典》对"卫生事业"的定义是指国家和社会在防治疾病、保护和增进居民健康方面所采取的综合性社会公益行动。卫生事业是一个复杂的、庞大的组织系统。在这个系统中有不同层次的子系统，各层次及各子系统之间是互相依存、互相制约的关系。这些关系受系统内的影响，更受系统外因素的制约。常见的系统外因素包括社会制度、经济基础、管理水平、文化背景、人口状况、科技发展水平、生态环境等。

（二）卫生事业的基本原则

2021年6月17日，国家发展和改革委员会、国家卫生健康委员会、国家中医药管理局和国家疾病预防控制局共同编制了《"十四五"优质高效医疗卫生服务体系建设实施方案》，其中明确指出卫生事业的基本原则包括以下五点。

1. 统筹规划，分级负责

围绕"十四五"时期健康中国建设总体目标，加强全国医疗卫生资源的统筹配置，合理划分中央和地方事权，中央重点保障公共卫生、全国性跨区域医疗服务能力建设需求。地方统筹加强其他卫生项目建设。

2. 关口前移，医防协同

立足更精准更有效的防治，优先保障公共卫生投入，创新医防协同机制，提高早期监测预警、快速检测、应急处置和综合救治能力。坚持急慢并重，聚焦影响人民健康的主要问题，补齐全方位全周期健康服务短板弱项。

3. 提高质量，促进均衡

坚持政府主导，加强公立医疗卫生机构建设，提高标准，适度超前，加大向国家重大战略区域、中心城市和脱贫地区倾斜力度，促进优质医疗资源扩容和区域均衡布局。

4. 改革创新，揭榜挂帅

加强重大基础设施建设与重大战略、重大改革协同，创新配套措施，确保发挥投资效益。以揭榜挂帅方式推动国家医学中心、区域医疗中心等重大项目建设，集中力量开展医学关键技术攻关，引领服务体系模式转变。

5. 中西并重，特色发展

坚持中西医建设任务同规划、同部署、同落实，遵循中医药发展规律，认真总结中医药防治新冠肺炎经验做法，建立符合中医药特点的服务体系，更好发挥中医药特色和比较优势，推动中医药和西医药相互补充、协调发展。

三、卫生事业管理

（一）卫生事业管理的概念

卫生事业管理是指政府、卫生行政部门及政府其他相关部门为改善和维护公众健康根据卫生事业自身的特殊性，整合优化，及时提供卫生资源，并对相关社会服务进行管理。

（二）卫生事业管理的目的

为改善和维护人群健康，对各项卫生事业进行管理，确保卫生资源得到最大限度的利用，提高卫生系统的反应性，保障卫生系统筹资的公平性。

（三）卫生事业管理的主体

在卫生事业发展中发挥管理和组织作用的机构或组织，如政府、卫生行政部门和其他相关行政部门，以及行业协会、学会等社会团体。

（四）卫生事业管理的客体

1. 医疗卫生服务提供者及相关人员，包括卫生行政人员、卫生技术人员、医学院校卫生人力资源等，注重协调他们之间的关系，保证卫生事业的可持续发展，实现卫生服务的公平性。

2. 医疗卫生机构及相关机构，包括医疗服务提供机构（如各级各类医院、社区卫生服务机构、乡镇卫生院等），公共卫生服务提供机构（如各级疾病预防控制中心、血站等），药品和卫生材料生产、流通、供应经营机构。

3. 医疗卫生机构开展的各项活动。卫生事业管理主体通过行政手段、法律手段、经济手段以及项目手段所开展的各种各样的活动，其具体表现为不同形式的行为活动，包括制定及优化卫生政策，制订及实施卫生规划等。

第三节　我国深化医药卫生体制改革内容与成效

一、"十三五"期间卫生健康改革发展成效

国务院新闻办公室于 2020 年 10 月 28 日召开新闻发布会，明确指出"十三五"时期卫生健康领域改革发展成效显著，其卫生健康改革发展现状，转载引用如下。

1. 健康中国行动启动实施

国务院部署实施健康中国行动，成立健康中国行动推进委员会，着眼全方位干预健康影响因素、维护全生命周期健康、防控重大疾病，实施 15 个专项行动，关注健康、追求健康的社会氛围初步形成。深入开展爱国卫生运动，全面启动健康城市健康村镇建设。强化每个人是自己健康第一责任人的理念，我国居民健康素养水平明显提升，从 2015 年的 10.25% 提高到 2019 年 19.17%，到今年年底我们的健康素养平均水平在"十三五"期间翻了一番。

2. 中国特色基本医疗卫生制度框架基本建立

强化医疗、医保、医药"三医联动"改革，全面推进公立医院综合改革，取消药品和耗材加成。开展现代医院管理制度试点，全面推进以质量为核心、公益性为导向的绩效考核。完善医务人员在基层工作的薪酬、职称等激励机制。推进医联体建设和县域综合医改，推进优质医疗资源下沉。基本医保参保覆盖面稳定在 95% 以上。基本药物数量由 520 种增加到 685 种。推进药品集中采购和使用，试点药品中选价格平均降幅 52% 以上，打通降价药进医院"最后一公里"，将政策红利引导到临床端。改革完善行业综合监管制度。促进健康产业和社会办医规范发展，努力满足群众多样化、差异化健康需求。

3. 医疗卫生服务体系不断完善

优化医疗资源配置，启动国家医学中心和区域医疗中心建设，完善县域医疗卫生服务体系，84% 的县级医院达到二级及以上医院水平。从 2015 ～ 2019 年，每万人全科医生数从 1.38 人增长到 2.61 人，每千人口医疗卫生机构床位数从 5.11 张增长到 6.3 张，执业（助理）医师数从 2.22 人增长到 2.77 人，注册护士数从 2.37 人增长到 3.18 人。近90% 的家庭 15 分钟内能够到达最近医疗点。

4. 健康扶贫成效显著

确定县医院能力建设、"县乡一体、乡村一体"机制建设、乡村医疗卫生机构标准化建设 3 个主攻方向，将符合条件的贫困县县医院纳入全民健康保障工程，组织三级医院"组团式"帮扶贫困县县医院，远程医疗服务覆盖所有国家级贫困县和边远地区。大病专项救治病种扩大到 30 种，累计分类救治贫困患者 1900 多万人，近 1000 万因病致贫返贫户成功脱贫。

5. 基本公共卫生服务均等化水平进一步提高

人均基本公共卫生服务经费补助标准从 2015 年的 40 元提高到今年的 74 元，免费

向全体城乡居民提供14大类国家基本公共卫生服务项目。优化重大传染病防控策略，实施职业病、地方病三年攻坚行动，实施扩大国家免疫规划，扩大癌症早诊早治覆盖人群，2019年重大慢性病过早死亡率比2015年降低10.8%。

6. 积极推进重点人群健康服务

妇幼保健服务管理继续加强，积极推进健康老龄化。有序调整完善生育政策，2019年二孩及以上孩次占比为59.5%。同时完善相关配套政策，促进3岁以下婴幼儿照护服务发展。全面加强出生缺陷综合防治，开展五类残疾儿童筛查、诊断和康复试点工作。加强老年健康教育和预防保健，大力发展医养结合，为居家老人提供医疗服务的机构达到4万多家，每年免费为65岁以上老人进行健康体检。

7. 中医药守正创新迈出新步伐

中共中央、国务院印发《关于促进中医药传承创新发展的意见》，国务院召开全国中医药大会，中医药服务体系建设、人才培养、科技创新和质量提升等全面推进。全国现有中医机构6.5万多个，年诊疗量约11.6亿人次，中西医优势互补，相互促进，共同维护人民健康。

二、"十四五"期间深化医药卫生体制改革的重点任务

2021年5月24日，国务院办公厅印发了《深化医药卫生体制改革2021年重点工作任务》（国办发〔2021〕20号），明确指出："2021年是中国共产党成立100周年，也是实施'十四五'规划、开启全面建设社会主义现代化国家新征程的第一年。深化医改要坚持以习近平新时代中国特色社会主义思想为指导，深入实施健康中国战略，推广三明市医改经验，强化改革系统联动，促进优质医疗资源均衡布局，统筹疫情防控与公共卫生体系建设，继续着力推动把以治病为中心转变为以人民健康为中心，着力解决看病难、看病贵问题。"重点任务的具体内容，转载引用如下。

1. 进一步加快推进医疗、医保、医药联动改革

（1）大力推广三明市医改经验　完善服务体系和体制机制，促进优质医疗资源均衡布局。按照"腾空间、调结构、保衔接"的路径，以降药价为突破口，同步推进医疗服务价格、薪酬、医保支付等综合改革。

（2）推进药品耗材集中采购　常态化制度化开展国家组织药品集中采购，逐步扩大药品和高值医用耗材集中带量采购范围。落实国家组织药品耗材集中采购医保资金结余留用政策，指导医疗机构利用好增加的可支配收入，积极推进薪酬制度改革。

（3）深化医疗服务价格改革　指导地方建立健全灵敏有度的价格动态调整机制，定期开展调价评估，提高体现技术劳务价值的医疗服务价格，对进展滞后的地区加大指导督促力度。

（4）深化人事薪酬制度改革　拓宽公立医院薪酬制度改革的经费渠道。允许医院自主设立薪酬项目，鼓励对主要负责人实行年薪制。改革完善医务人员职称评价机制，突出实践能力业绩导向，鼓励卫生专业技术人员扎根防病治病一线。

（5）推进医保支付方式改革　推进按疾病诊断相关分组付费、按病种分值付费试

点，促进精细管理，适时总结经验并向全国推广。

（6）推动公立医院高质量发展 坚持和加强党对公立医院的全面领导，全面落实党委领导下的院长负责制。深入实施公立医院绩效考核，健全以公益性为导向的考核指标和方式方法，考核结果及时以适当方式向社会公布，并与公立医院新增薪酬总量挂钩。

2. 促进优质医疗资源均衡布局，完善分级诊疗体系

（1）推动优质医疗资源扩容和均衡布局 启动国家医学中心和第二批区域医疗中心试点建设项目，统筹谋划推进"十四五"时期区域医疗中心建设，完善合作方式和引导机制，推动试点医院与输出医院同质化发展。针对省、市、县诊疗需求，规划推进"十四五"时期临床专科能力建设，加快补齐服务短板。

（2）推进医疗联合体建设 推进县域医共体和城市医疗集团试点，强化网格化建设布局和规范化管理。完善县域医共体引导政策，提高县域疾病防治水平。推进对紧密型医疗联合体实行总额付费，加强监督考核、结余留用、合理超支分担，引导医疗联合体更加注重疾病预防、提升基层服务能力和推动基层首诊、双向转诊。社会办医疗机构可牵头组建或参加县域医共体和城市医疗集团。推进专科联盟和远程医疗协作网发展。

（3）加快推进分级诊疗体系建设 加强"十四五"时期统筹谋划，加大支持引导力度，推动省、市、县、乡、村等各级各类医疗机构落实功能定位，均衡发挥作用。制定加快分级诊疗体系建设的政策文件。开展优质高效的整合型医疗卫生服务体系试点。持续推进县级医院（含中医医院）服务和管理能力建设。改善基层基础设施条件，发展社区医院。推动采取灵活的家庭医生签约服务周期。落实乡村医生待遇。实施基层中医药服务能力提升工程"十四五"行动计划。

（4）完善全民医保制度 加快推进健全重特大疾病医疗保险和救助制度。建立健全职工医保门诊共济保障机制。鼓励有条件的省份按照分级管理、责任共担、统筹调剂、预算考核的思路，推动基本医保省级统筹。完善异地就医结算管理和服务，基本实现普通门诊费用跨省直接结算统筹地区全覆盖，探索高血压、糖尿病等门诊慢特病跨省直接结算。指导地方做好跨统筹地区医保关系转移接续工作。完善医保定点医疗机构和定点零售药店协议管理，积极推进"掌上办""网上办"等便民服务。

（5）推动中医药振兴发展 实施中医药振兴发展重大工程。支持打造一批国家中医药传承创新中心、中西医协同"旗舰"医院、中医特色重点医院、国家中医疫病防治基地，实施名医堂工程，提升县级中医医院传染病防治能力。推进中医医院牵头组建医疗联合体。完善符合中医药特点的医保支付政策，发布中医优势病种。推进国家中医药综合改革示范区建设。

3. 坚持预防为主，加强公共卫生体系建设

（1）加强新冠肺炎疫情防控 坚持常态化防控和局部应急处置有机结合，毫不放松做好外防输入、内防反弹各项工作。加快推进新冠病毒疫苗接种，提升接种能力，保障疫苗批签发质量和效率，提升企业有效供给能力。推动完善公共卫生重大风险评估、研判、决策机制，强化基层公共卫生体系。健全公共卫生应急处置和物资保障体系。

（2）深化疾病预防控制体系改革 提升早期监测预警、风险评估研判、现场流行病学调查、检验检测、应急处置等能力。建立稳定的公共卫生事业投入机制，创新科研和社会化服务机制。加强国家级公共卫生机构人才队伍和实验室建设，提升重大公共卫生应急和防控能力。建立健全重大疫情救治体系。健全公共卫生医师制度，完善人才评价，主要评价岗位职责履行情况。

（3）持续推进健康中国行动　建立全媒体健康科普知识发布和传播机制。强化市场监管，坚决依法打击非法兜售保健品、坑蒙拐骗等行为。推进基本公共卫生服务均等化。加强精神卫生和心理健康服务。扩大高发癌症筛查覆盖范围，启动县级癌症筛查和早诊早治中心建设试点。推进儿童青少年近视防控和超重肥胖防控。加强艾滋病、地方病、职业病等重大疾病防治。推动老年健康服务体系建设，增加医养结合服务供给。深入开展爱国卫生运动。推进村（居）民委员会公共卫生委员会建设。

（4）创新医防协同机制　强化疾病预防控制中心技术指导、人员培训、督导评价等职能，督促各级医疗机构落实疾病预防控制职责。推进高血压、高血糖、高血脂"三高"共管试点，推动疾控机构与医疗机构在慢性病综合防治方面业务融合。强化县级医院公共卫生服务职能。完善妇幼保健机构内部管理，提供防治结合的医疗保健服务。依托现有医疗卫生机构，提升省级、地市级职业病预防控制、诊断治疗、康复能力。加强毕业后教育和继续教育，大力培养医防融合人才。

4. 统筹推进相关重点改革，形成工作合力

（1）推进全民健康信息化建设　制定全国医疗卫生机构医疗健康信息互通共享实施方案，破除信息壁垒，促进数据共享互认。加强智慧医院建设，推动人工智能、第五代移动通信（5G）等新技术应用。规范互联网诊疗服务，严格实行监管，完善药品网络销售监管工作机制。指导医疗机构合理保留传统服务方式，着力解决老年人等群体运用智能技术困难的问题。

（2）改善群众服务体验　深入推进"互联网＋医疗健康""五个一"服务行动。推广多学科诊疗、日间手术等服务模式，优化预约诊疗。推动医疗机构优化线上线下支付流程，改善结算模式。推进先诊疗后结算或一站式缴费改革试点。明确医疗机构检查结果互认具体办法。加强胸痛、卒中、危重孕产妇、新生儿和儿童、创伤等重大急性病救治中心建设。

（3）加强医学人才培养和使用　加强全科医生等紧缺人才培养。实施医学专业高校毕业生免试申请乡村医生执业注册政策。面向社会招收的普通高校应届毕业生经住院医师规范化培训合格后当年在医疗卫生机构就业的，在招聘、派遣、落户等方面按应届毕业生同等对待；对经住院医师规范化培训合格的本科学历临床医师，在招聘、职称晋升、岗位聘用、薪酬待遇等方面与临床医学、口腔医学、中医专业学位硕士研究生同等对待。加强农村订单定向医学生就业安置和履约管理，将定向生违约情况纳入信用信息管理。加强校医队伍建设。

（4）增强药品供应保障能力　持续推进药品优先审评审批，加快创新药、临床急需药品上市。完善短缺药品保供稳价机制。加强儿童用药供应保障。研究修订国家基本药物目录管理办法，优化目录遴选调整程序，适时启动目录调整工作。加强基本药物配备使用和用药规范管理，促进医疗联合体内部用药衔接。制定医疗机构药事管理办法。

（5）严格监督管理　完善医疗卫生行业综合监管督察机制。大力推行医疗卫生行业"互联网＋监管"，加快完善"双随机、公开"监督抽查、飞行检查等精准监管机制，强化监管结果公开和责任追究。深化医保基金监管制度体系改革，推进医保智能监控示范点建设。制定原料药领域的反垄断指南。

课后思考题

1. 卫生事业管理的主体与客体是什么？
2. 我国深化医药卫生体制改革的重点任务主要集中在哪几项制度建设？

第二章　卫生组织管理 ▷▷▷▷

学习目标

1. 掌握卫生组织、卫生资金管理、卫生物力资源管理的基本概念，构建卫生组织体系的基本原则。

2. 熟悉我国的基本卫生行政体系设置、城乡卫生服务体系的设置、卫生资金主要筹资方式、卫生建筑与设备管理的基本要求。

3. 了解其他相关卫生行政组织、卫生第三方组织，我国卫生资金分配的现状。

第一节　卫生组织体系

一、卫生组织体系概述

卫生组织体系的最终目的是保护人群健康，它是健康的防御系统。我国卫生改革的焦点一直集中在医疗体制改革、医药流通体制改革和医疗保障体制改革等领域。新型冠状病毒肺炎疫情暴发后，国家有关部门对如何在常态下保持有序管理，出现公共卫生突发事件时如何从容应对，卫生组织如何高效地保障人民的健康等问题有了更多的思考，国家对建立健全我国卫生组织体系的重视也达到了前所未有的程度。

（一）概念

卫生组织是指在一定区域内，根据人群的健康需求，通过区域卫生计划，以保护和增进人群健康为目标的各种不同的组织群。卫生组织的基本功能是通过安全、有效、方便、价廉的基本医疗服务和公共卫生服务，满足居民明确和潜在的健康需求。

广义的卫生组织体系，包括卫生管理体系、卫生提供体系，以及其他一切与卫生相关的第三方组织，即卫生行政、卫生服务和卫生第三方组织。狭义的健康组织体系指卫生组织体系，包括直接提供卫生服务的组织，如医疗机构、预防保健组织等，具有直接管理卫生职能的卫生行政组织，以及卫生第三方组织。

（二）卫生组织体系的构成

卫生组织体系一般包括三个部分，卫生行政组织、卫生服务组织、卫生第三方组织。

1. 卫生行政组织

卫生行政组织是指依法对国家公共卫生事务实施管理的卫生组织机构。广义的卫生行政组织指一切具有卫生管理功能的卫生组织机构，包括国家机关中的政府卫生行政部门，卫生立法、卫生司法相关的管理公共卫生行政事务的机构，企、事业单位，以及社会团体中管理卫生行政事务的机构。狭义的卫生行政组织是指国家行政管理机构中的政府卫生部门。

2. 卫生服务组织

卫生服务组织是以保障居民健康为主要目标，依据卫生政策、法规，直接或者间接向居民提供包括预防医疗服务、医疗卫生服务、康复医疗服务、健康教育服务、健康促进服务的组织。

3. 卫生第三方组织

卫生第三方组织指独立于政务部门之外的，由社会组织或广大群众自发组建的，以促进健康为目的的组织。

（三）我国的卫生组织体系

我国的卫生组织体系是基于我国行政区划搭建起来的多层级矩阵型组织体系。我国的卫生组织体系由三部分构成：卫生行政组织体系，由管理卫生事务的卫生行政组织构成，还包括卫生监督组织和其他相关组织；卫生服务组织体系，是指由卫生服务机构组成的体系，包括医疗机构、疾病预防控制机构、妇幼保健机构、健康教育机构、卫生信息机构、医学教育机构、医学科研机构等；卫生第三方组织，包括相关协会、学会、基金会等（图2-1）。

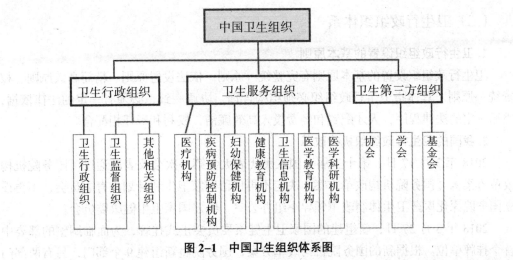

图 2-1 中国卫生组织体系图

二、卫生组织体系设置

（一）构建卫生组织体系的基本原则

1. 以健康为中心

卫生组织体系是一个完整统一的系统，共同目标就是维护和促进全体居民的健康。我国政府提出社会卫生事业发展的基本准则是以健康为中心，明确要把人民健康的相关事业放到优先发展的战略地位。

2. 以政府为主导

政府具有保障全体居民健康的责任，应充分分析居民健康需求，明确责任范围，在构建卫生组织体系的过程中承担主导作用。但是，属于私营范围的医疗卫生服务，例如高端医疗、养老服务、健康养生等领域，可以交还给市场，以满足人民群众的不同层次的需求。

3. 以国情为依据

卫生组织体系的设计，要以满足人民群众的健康需要为目标，与人口数量、居民健康问题等客观现状相适宜，应与社会经济发展水平和全社会对卫生服务的支付能力相协调，测算卫生服务资源的需求总量，构建合理的卫生体系结构。

4. 以协同为框架

在卫生组织体系中，不同层次、不同功能的卫生组织具有不同的结构和作用，在整个体系中需要协作与整合，同一层次不同性质的卫生组织，例如综合性医院和专科医院间的协作；不同层次纵向领域间的合作，例如医院与社区医疗的配合等，保障了卫生系统的良性运行，更好地满足人民群众的健康需求。

（二）卫生行政组织体系

1. 卫生行政组织设置的基本原则

卫生行政组织设置的基本原则有完整统一原则、依法设置原则、精简高效原则、权责统一原则。具体指卫生行政组织必须结构合理、协调一致，必须有一定的法律依据，遵循一定的法律程序，人才配置和经费投入高效廉洁，权利和责任相配合。

2. 我国的卫生行政组织机构改革

2018 年 3 月 17 日，第十三届全国人民代表大会第一次会议表决通过《国务院机构改革方案》。《国务院机构改革方案》决定不再保留国家卫生和计划生育委员会，不再设立国务院深化医药卫生体制改革领导小组办公室，组建国家卫生健康委员会。

2018 年 3 月 27 日，新组建的国家卫生健康委员会正式挂牌，为面临调整的部委中首个挂牌单位。根据新的国务院机构改革方案，国务院将新组建 9 个部门，另有两部门进行职责优化。人民健康是民族昌盛和国家富强的重要标志。为推动实施健康中国战略，树立大卫生、大健康理念，把以治病为中心转变到以人民健康为中心，预防控制重大疾病，积极应对人口老龄化，加快老龄事业和产业发展，为人民群众提供全方位全周期健康服务。《国务院机构改革方案》提出，将国家卫生和计划生育委员会、国务院深化医药卫生体制改革领导小组办公室、全国老龄工作委员会办公室的职责，工业和信息化部的牵头《烟草控制框架公约》履约工作职责，国家安全生产监督管理总局的职业安全健康监督管理职责整合，组建国家卫生健康委员会，作为国务院组成部门。其主要职责是：拟订国民健康政策，协调推进深化医药卫生体制改革，组织制定国家基本药物制度，监督管理公共卫生、医疗服务、卫生应急，负责服务工作，拟订应对人口老龄化、医养结合政策措施等。

（三）卫生服务组织体系

卫生服务组织体系的分类

（1）根据职能划分 医疗机构：我国的医疗机构指依法设立的一系列开展疾病诊断、治疗活动的卫生机构，包括医院、社区卫生服务机构、卫生院等。

疾病预防控制机构：当前，中国疾病预防控制中心依据行政管理级别建立了国家、省、自治区、直辖市的分支机构，其由政府创建，通过对疾病、残疾、伤害的预防，创造健康的社会环境，促进人民健康。

妇幼保健机构：妇幼保健机构是保障妇女儿童健康权益的专业组织，包括省级、市级、县级，是以面向基层为主，为妇女儿童提供健康教育、预防保健等群体保健和基本医疗服务。

医学教育和科研机构：医学教育机构指医学相关各类院校，包括各医药相关大学和学院。科研机构是指医药研发相关科研机构。

（2）根据区域划分 城市卫生服务体系：我国的城市卫生服务体系划分为两个层级，综合性医疗机构和社区卫生服务机构。社区卫生服务指在一定社区中，由卫生及有关部门向居民提供的预防、医疗、康复和健康促进为内容的卫生保健活动的总称，具体是指在政府领导和上级卫生机构指导下，以基层卫生机构为主体，全科医师为主干，合理使用社区资源，以居民健康为中心、家庭为单位，解决社区居民健康问题，满足基本健康服务的集预防、医疗、康复、保健、健康教育等基层卫生服务。

农村卫生服务体系：农村卫生服务体系就是国家和社会针对农村的情况，依法制定的有关疾病的预防、治疗等保护农民生命和权利不受侵犯的各项政策的总和，由县级以下卫生组织机构构成的县医院、乡镇卫生院和村卫生室的三级卫生服务网络。

第二节 卫生资金管理

一、卫生资金管理的概念

（一）卫生资金管理

卫生资金管理是指一个国家或地区围绕既定的政策目标，遵循卫生资金运动规律，采取一系列管理手段与方法，针对卫生资金的筹集、分配和监管等各个环节所开展的具体管理活动。

（二）卫生筹资

卫生筹资是卫生资金筹集的简称。狭义的卫生筹资是指卫生资金的筹集，包括卫生资金筹集的渠道、数量和结构等。广义的卫生筹资不仅包括卫生资金的筹集，还包括卫生资金的分配和使用，不仅要研究卫生资金从何而来，还要研究卫生资金的去向，卫生资金的分配流向，以及资金的使用效率、公平性等问题。

二、卫生资金的筹集与分配

（一）卫生资金的筹集方式

卫生筹资的主要方式有政府筹资、社会医疗保险、商业医疗保险、自费支付、社区筹资等。

1. 政府筹资

政府筹资主要通过税收，具体包括普通税收和专项税。税收作为卫生资金来源是各国比较普遍的方式，具有资金来源稳定、覆盖广、抑制医疗费用上涨等优点，但是会给财政带来沉重的负担，也起不到市场调节作用。

2. 社会医疗保险

社会医疗保险是依法强制实施的，以自缴和政府补贴方式筹集医疗保险卫生筹资方式，具有法治化、多元化、来源稳定和风险分担均衡的优点，缺点是覆盖范围依赖单位体制，存在不公平性和道德风险。

3. 商业医疗保险

商业医疗保险是以消费者的意愿为前提，由非营利或营利的保险公司提供的卫生筹资。商业医疗保险能够满足不同消费层次的需求，促进医疗科技的发展，但也存在医疗费用控制难度大，不同收入人群分担失衡的风险。

4. 自费支付

自费支付就是患者直接购买医疗服务的形式，是卫生筹资的有力补充，缺点是低收入人群的困难难以解决。

5. 社区筹资

社区筹资的卫生筹资方式是在社区中以家庭为单位，筹资的来源还可能包括国家、地方政府、国内或国际的非政府组织以及双边支持。优点是扩大了覆盖率，缺点是筹资能力有限，可持续性差。

卫生筹资的方式是多样的，在选择时要充分考虑经济发展水平、国家财政能力、政府治理模式、管理能力等因素。

（二）卫生资金的分配

卫生资金分配是指一个国家或地区，为了提高卫生资金使用效率，通过优化卫生资金分配结构，选择最适宜的卫生资金投入方式和支付方式，将从全社会筹集到的卫生资金在各区域、各级各类医疗卫生服务、各类患者之间进行分配的过程。

我国卫生管理部门为了实现卫生资金分配的效率与公平，采取了诸多举措。党的十八大以来，各级财政部门按照党中央、国务院决策部署和全国人大有关要求，坚持把医疗卫生放在重要位置，健全投入机制，加大保障力度，优化支出结构，为推动医疗卫生事业发展和深化医药卫生体制改革提供了有力支撑。

根据医疗卫生发展面临的新形势和各级各类医疗卫生机构特点，逐步建立健全政府主导、多渠道筹措医疗卫生经费的体制机制。对公立医院，其运行成本主要通过服务收费和财政补助进行补偿，政府主要承担其基本建设和设备购置、重点学科发展、人才培养、离退休人员费用和政策性亏损等支出；对基层医疗卫生机构，基本医疗服务主要通过医疗保障付费和个人付费补偿，基本公共卫生服务通过基本公共卫生服务经费保障机制补偿，政府主要承担其基本建设、设备购置支出，以及按照"核定任务、核定收支、绩效考核补助"办法核定人员经费和业务经费；对专业公共卫生机构，政府承担其基本建设、设备购置等发展建设支出，并根据人员编制、经费标准、服务任务完成及考核情况等足额安排人员经费、公用经费和业务经费。

同时，合理划分中央与地方医疗卫生领域财政事权和支出责任，地方政府对医疗卫生事业发展改革承担主要投入责任，中央政府按照基本公共服务均等化要求，加大对困难地区的转移支付力度。鼓励多渠道筹集医疗卫生资金，在基本医疗卫生服务领域坚持政府主导，在非基本医疗卫生服务领域激发市场活力，充分调动社会办医积极性，支持社会力量提供多层次多样化医疗服务。

第三节 卫生物力资源管理

一、卫生物力资源管理的概念

（一）卫生物力资源

卫生物力资源是卫生服务生产赖以进行的各种物质资料的总称。根据其在卫生生产过程中的作用，可分为房屋建筑物、医疗仪器设备、材料和低值易耗品等。

1. 房屋建筑物

房屋建筑物包括卫生部门的各种业务用房和生活用房，以及其他建筑物。

2. 医疗仪器设备

医疗仪器设备包括各种类型的用于诊断、治疗、检测的医疗仪器和设备。

3. 药品

药品包括化学药品和生物制品、中成药和中药饮片等。

4. 材料

材料包括卫生材料、其他材料和在加工材料等。

5. 低值易耗品

低值易耗品指单价在固定资产起点以下，耐用时间在一年以内，不作为固定资产的物品，但又不同于一次性消耗的材料，它可以重复使用，并保持实物形态。

6. 其他卫生物力资源。

(二) 卫生物力资源管理

卫生物力资源管理是指国家、地方政府以及卫生管理部门，以卫生发展战略为指导，对卫生相关自然资源、建筑、设备、物资等进行管理和控制的过程。

1. 卫生建筑管理

卫生建筑一般指用于医疗相关活动的房屋等建筑。卫生建筑的规划要按照国家相关法律法规的要求，结合地区卫生发展规划和医疗卫生机构的经营和发展战略，符合卫生建筑特殊功能要求。一般来讲，卫生建筑管理的原则是要坚持以患者利益为根本，兼顾效益与公平，统筹规划，规模适度，符合国家卫生发展整体布局和人民的卫生需求。

2. 卫生设备管理

卫生设备指医学领域内，与医学研究和医疗服务相关的物质和装置的总称，具体包括医疗器械、仪器、设备、实验装置、器具等。卫生管理的基本制度有卫生设备的审批、准入、配置，总的原则是效率优先、兼顾公平。

3. 卫生物资管理

卫生物资具体包括药品等相关卫生材料、机器设备、低值易耗品等，卫生物资管理就是对卫生组织所需要的卫生物资进行采购、供应、保管、分配、维修而进行的计划、组织、协调、监督工作。

二、卫生建筑与设备管理的基本要求

(一) 卫生建筑规划的基本要求

1. 守法遵规，因地制宜

卫生建筑规划要严格遵守国家的法律、法规，结合地区卫生服务规划，以科学、合理、适用、节约为原则，制定符合本地卫生服务实际情况的可行方案。

2. 统筹一致，避免重复

卫生建筑规划要符合所在地区的城市总体规划、区域卫生规划和医疗机构设置规划的要求，充分利用现有的卫生资源，避免重复建设。

3. 合理改建，避免浪费

卫生建筑规划设计，要充分考虑现有资源能否加以利用。在原有建筑基础上，能通过改建、扩建而满足卫生资源需求的，尽量合理利用，避免资源浪费。

4. 严审资质，切实可行

卫生建筑规划的施工单位，按规定要求严审资质，切实做好可行性分析。

（二）卫生设备管理的基本要求

1. 以患者为中心

坚持以患者切实利益为中心，既要着眼于促进医学进步，满足居民日益增长的医疗服务需求，又要确保大型医用设备安全有效、价格适宜，提供群众满意的诊疗服务；加强查处违规装备、质量不合格、检查治疗不规范等损害群众权益行为，把维护人民健康权益放在卫生设备管理工作的中心位置。

2. 统筹协调发展

既要立足于基本国情，配置数量和区域分布要与国民经济和社会发展相协调，与居民健康需求和承受能力相适应，还要考虑医疗科技进步、学科发展、医院合理补偿等因素，因地制宜、分类指导，建立符合我国国情的大型医用设备管理制度。

3. 促进共享

大型医用设备按功能和技术先进程度分为临床研究型、临床应用型、临床实用型三类，在具体配置时，应根据医院的医疗水平、功能定位和区域内居民的医疗需求，区分不同档次配置设备，如医科大学附属医院担负医学教学和医疗保障功能，在具有较高医疗水平的附属医院应配置研究型设备。在卫生事业经费有限的情况下，鼓励建立大型医用设备区域检查治疗中心，不断探索促进设备资源整合的运行机制。

4. 规范应用

借鉴卫生临床机构评价定级等相关方面的成功经验，根据区域的实际情况，设立必须配置、可以配置和不能配置等类似的设备准入级别，以卫生临床机构的患者数量、检查数量等数据为参照，设立准入标准，只有达到该标准，才能有权申请大型医用设备，并在设备的使用过程中加强对操作人员的培训，提高设备的使用效率和检查准确率。

课后思考题

1. 什么是卫生组织？卫生组织的基本功能有哪些？
2. 构建卫生组织体系的基本原则是什么？
3. 请谈谈你对我国卫生组织体系结构的理解。
4. 我国城乡卫生服务体系是怎样设置的？
5. 什么是卫生资金管理、卫生筹资？
6. 请简述卫生筹资的方式。
7. 请谈一谈你对我国卫生资金分配情况的认识。
8. 什么是卫生物力资源管理？它包括哪些内容？
9. 请简述卫生建筑规划的基本要求。
10. 请简述卫生设备管理的基本要求。

第三章　卫生人力资源管理 ▷▷▷▷

学习目标

1. 掌握卫生人力资源管理相关概念、卫生人力资源的特点、宏观卫生人力资源管理概念与基本内容。

2. 熟悉卫生人力资源需求量和供给量预测技术并掌握具体预测步骤、卫生人力培训的基本程序。

3. 了解卫生人力资源宏观管理与微观管理的关系、卫生人力资源考核与激励相关政策。

第一节　卫生人力资源管理概述

一、人力资源管理

（一）概念

人力资源（human resource）是指能够推动社会发展和经济进步的具有智力劳动和体力劳动能力的人们的总和。人力资源在宏观上是以国家或地区为单位进行划分和计算的，在微观上是以各类企、事业单位进行划分和计算的。它是由数量和质量两方面构成。数量是一个国家、一个地区的劳动力人口总数，或一个组织拥有的员工总数。质量是指劳动者的健康状况、教育水平、价值态度和行为能力等综合素质。人力资源是一切资源中最重要的资源，被称为第一资源，同时也是生产活动中最活跃的因素。

人力资源管理（human resource management，HRM）是指政府及各类社会组织为实现组织既定目标，对其所有人力资源的获取、使用和维护进行计划、组织、领导和控制的过程。

（二）原理

1. 互补合力原理

互补合力原理是指组织群体内部各成员之间通过形成群体合力从而提升系统的整体功能，且组织群体内部各成员之间是密切配合的互补关系。

2. 投资增值原理

投资增值原理是指对人力资源的投资可以使人力资源增值，使人力资源质量提高和人力资源存量增加。

3. 激励强化原理

激励强化原理是指强化员工为获得满足就必须努力工作的心理动机，通过对员工精神或物质的需求欲望给予满足或允诺，从而达到充分发挥员工积极性的结果。

4. 动态适应原理

动态适应原理是指人员配备和调整不应是一次性活动，而是一项经常性的工作。适应性是相对的，不适应性是绝对的，人力资源的供给与需求是通过不断的调整才能求得相对适应，从不适应到适应是一个动态的过程。

5. 个体差异原理

个体差异原理强调合理使用人力资源，需要考虑劳动者受教育程度、实践经验、身体条件等个体差异。

二、卫生人力资源

（一）概念

卫生人力资源（health human resource），也称卫生人力（health workforce），主要指各类卫生技术人员，即在各类卫生机构中与从事和提供卫生服务相关的一切人员，也包括卫生行政管理人员及后勤支持人员。其中，卫生技术人员包括护理人员、医疗人员、药剂人员、公共卫生人员、其他医技人员和卫生技术管理干部。

（二）特点

1. 能动性

卫生人力能够根据自身条件和愿望，有目的地选择适合自己的工作岗位，选择专业、将为人群健康服务的目标主动实现。

2. 时效性

医疗卫生服务是实践性很强的工作，当今世界医学科技日新月异，若不能及时更新知识，则很难适应工作的要求，知识与技能只有在应用过程中才能不断得到更新和强化，如果长期不用，那么必然荒废。卫生人力必须及时、合理和充分地使用，如果长期储而不用，则其价值就会快速降低。

3. 社会性

中国有中国的国情，各个地区经济社会环境各不相同，面临的主要卫生问题各异，对卫生人力的需求存在较大的差别。认识到卫生人力的社会性，培养和造就适合本地区卫生服务需求特点的卫生队伍，是卫生人力资源管理的重要内容。

4. 开发过程的连续性

通过不断地医学实践，使卫生人员的技术水平得以提高；通过连续地培训、实践与实习，促进知识更新补充。卫生人力资源的使用过程也是开发过程，为了改进和提高卫生服务水平，需要树立终身教育的学习观念，对卫生人力资源进行持续性开发。

5. 知识密集性

卫生人力资源是一个知识密集性的群体，包括学历层次及工作性质等都体现了知识密集的特点。所以，面对具有这一种特点的群体，需要领导者有更加高超的领导艺术和管理方法。

卫生人力资源的特点决定了卫生人力资源管理的特殊性，从而奠定了卫生人力资源开发与管理的理论依据。

三、卫生人力资源管理分类

卫生人力资源管理可分为宏观卫生人力资源管理和微观卫生人力资源管理。

（一）宏观卫生人力资源管理

宏观卫生人力资源管理是政府从一个国家或地区的角度，通过协调卫生人力培训、卫生人力规划和卫生人力使用三个关键环节，采用经济、法规、政策等手段，促进卫生人力和卫生服务的协调发展，使卫生人力在结构、质量、数量和分布四方面适应居民对卫生服务的需求。

（二）微观卫生人力资源管理

微观卫生人力资源管理指在各类卫生组织内，对其所属工作人员的录用、聘任、任免、调配、培训、奖惩、工资、福利、辞退等一系列工作进行计划、组织、领导和控制的过程。微观卫生人力资源管理的根本任务是协调人与人、人与事的关系，达到人尽其才、才尽其用、人事相宜，充分发挥人的积极性、主动性和创造性，以提高劳动效率。

微观卫生人力资源管理与宏观卫生人力资源管理中卫生人力使用的概念比较接近。两者区别在于：宏观卫生人力资源管理是针对国家或地区内各类卫生组织实施的统一管理，而微观卫生人力资源管理是针对组织内部员工；宏观卫生人力资源管理常常是政府通过卫生规划、卫生政策法规，以及经济手段，对各类卫生机构进行的统一规定，微观卫生人力资源管理是各类卫生机构管理者在国家政策法规的约束下，开展的具体的卫生人事管理工作；宏观卫生人力资源管理具有统一性、权威性、原则性和在一定时期内的相对稳定性，微观卫生人力资源管理具有灵活性，可根据本机构的具体情况确定管理方式与方法。

第二节　卫生人力规划

一、卫生人力规划的概念

（一）卫生规划

卫生规划是根据区域卫生问题和可获得的确切资源，制定适宜的目标和任务，以及为了达到目标而制定的技术和管理行动的过程。卫生规划既是社会经济发展大规划中的一个组成部分，也是保障卫生系统功能合理发挥的重要方式。

（二）卫生人力资源规划

卫生人力资源规划（health human resource planning），简称为卫生人力规划，是对卫生人力的数量、知识和技能类型，以及未来卫生人力资源的需求量、供给量和供需关系进行预测，制定卫生人力规划的过程。在制定卫生人力规划过程中，应该与国家、区域的卫生规划目的和所承担的义务相适应，主要可以通过培训卫生人力来满足不同区域的卫生需要。

二、卫生人力规划的步骤和方法

不同地区面临的卫生人力问题不同，卫生人力规划要具体情况具体对待，即依据实际需要采取合适的方式与方法。但卫生人力规划工作还是有些基本规律可循的，在一个规划周期内，卫生人力规划可分为 10 个步骤。

（一）卫生人力规划的准备

在卫生人力规划制定之前，要考虑制定卫生人力规划的先决条件是否存在。这些先决条件包括国家经济社会发展规划、政府卫生事业发展规划及战略重点。此阶段的任务是规划小组完成对政策和环境的评估。

（二）了解卫生人力及卫生服务现状

卫生人力资源现状及影响因素包括以下几方面：①社会人口资料和经济发展资料。②医疗卫生状况需求和主要影响因素。③一定人群卫生服务利用资料没有得到所希望的卫生服务的理由。④卫生人力的流动趋势和供给规律，卫生人力的现状和历史变化动向。⑤卫生人力的管理状况和人事政策。

（三）预测卫生人力需求量

从现阶段居民对卫生服务的实际需求出发，科学合理地测算各类卫生机构为满足这种需求所需的卫生人力，为卫生人力资源发展目标的确定提供依据。卫生人力需求量预测常用的研究方法包括卫生人力与人口比值法、卫生人力需求法和任务分析法等经验预测方法，以及多元回归等统计分析方法和趋势外推法。

（四）估计卫生人力供给量

卫生人力供给量是指根据卫生人力使用、损失和产出，在一段时间内，卫生人力资源真正可获得的量及其特征。人力增加（流入）和人力损失（流出）都会影响人力的供给量。

卫生人力增加的影响因素有人员返回工作岗位，从其他单位、部门、地区或国家调入人员，院校教育的毕业生和受培训的新成员增加；卫生人力损失的影响因素有调到卫生部门的另一机构、调到卫生部门以外的机构、非正常死亡、正常退休、提前退休（残疾、疾病、孕妇等）、调到其他地区或移居国外；在职学历教育、转岗培训与职称晋升，可同时影响到卫生人力资源的流入与流出，在职学历教育是一种改善卫生队伍学历结构的有效方式。

卫生人力供给量预测方法是从计算现在卫生人力供给量开始，加上期望所增加的量，如分配毕业生、调入卫生人力、被返聘的离退休人员等，再减去预期损失的量，如死亡、离退休和调出等。

（五）估计供需差距与确定规划目标

卫生人力需求量和供给量预测完毕后，就要比较卫生人力需求量和供给量是否平衡，计算卫生人力在需求和供给数量的差距。解决卫生人力需求量与供给量之间不平衡的问题可以从供给或（和）需求两方面共同努力。一般由规划小组根据卫生人力供需预测的结果提出建议目标及主要参考依据，至少包括几套备选方案来确定卫生人力规划目标这一项重大决策；政府卫生行政部门主要领导组成的卫生人力规划领导小组，经过研究后作出决策，形成本地卫生人力规划目标。

（六）分析规划目标的可行性

分析规划目标完成的可行性，主要从经济角度出发来估计。卫生人力费用主要是指卫生人员的工资福利，卫生事业是公益性社会福利事业，其经费来源主要依靠国家投入，一般用卫生费用占国内生产总值的百分比表示，卫生人力费用占整个卫生费用的60% ～ 80%，没有可靠的经费来源作为保障，任何规划目标的制定都将是不能实现的。

（七）制定详细的卫生人力发展规划

人力规划要综合考虑长期解决方法和短期解决方法对卫生人力数量、质量、结构和分布的短期和长期效果，并根据这些效果制定相应的卫生人力发展政策。规划人员本身不能制定政策，但可提出制定政策的建议，即备选方案。

（八）制定规划实施计划

规划人员需要制定详细的规划执行计划，包括将目标分解为通过具体工作能够完成的分目标，列出支持各分目标得以实现的各项具体工作，详细列出各项具体工作的内容、开始时间、结束时间、实施期限、评价指标、经费预算及执行者等。

（九）执行和监督实施计划

各个卫生部门执行卫生人力的具体计划，有关卫生行政部门开展监督，按照过程评价指标对工作的进展进行评价，及时发现问题和差距，评价各项政策、措施的执行情况和发挥的作用，监督过程中要定期收集有关资料，将定期收集的各类资料与工作计划比较分析，提出修改意见和建议，监督其执行。

（十）评价和修订计划与规划

随着国内外社会环境、政策形势的变化，规划应该有相应的改变。规划制定完毕，但规划并未结束，它继续贯穿于人力规划执行的始终。在人力规划的执行过程中，应该进行严密的监督和评价，评价内容主要包括政策是否好，规划贯彻是否好，效果是否好，出现哪些问题，以便及时发现问题，及时修改规划。重视卫生人力能力培养和管理能力培养，将卫生规划与教育规划相结合，避免卫生人力规划脱离实际或难以发挥应有的作用。

第三节 卫生人力开发与培训

一、卫生人力开发与培训的概念

（一）概念

随着我国社会经济水平的提高，居民对卫生服务的需求水平也随之提高，我国的疾病谱与死亡谱也在发生变化，卫生人员的技术与能力要适应这种变化，并持续提高自身的水平。

卫生人力开发是以未来发展为导向，目的是为了建构卫生人员的新知识、技能和能力，使之能够胜任卫生服务要求，最终提升卫生系统整体绩效的活动，即指卫生人员为未来发展而开展的正规教育、在职实践、人际互动以及个性和能力的测评等活动。

卫生人力培训通过有组织的知识传递、技能传递和信念传递，改进医务人员知识、技能和态度，使其不断适应工作岗位的要求，它是一种有目标、有步骤的学习，即卫生组织根据整体规划，有计划地实施帮助医务人员有效提高能力、更新知识和培养职业精神的活动。

人力培训一般是利用短时间学习，使人员的某项技能、知识达到指定水平，人力培训往往是人才开发过程中的一项活动，是为人才开发与定位而服务的，卫生人力开发与卫生人力培训不能等同，两者具有一定的区别。

（二）作用

1. 居民生活水平的不断提高，对卫生服务提出了更高的要求。各类卫生组织只有不断提高卫生服务水平，才能适应社会的需要。卫生人力开发与培训是提高卫生组织服务水平的基本手段，卫生人才的成长具有明显的实践性，医学知识的更新周期短，新理论、新技术、新产品层出不穷，提高服务水平不仅要求各类卫生人员更新知识、提高技能，还要求提高职业素养、培养职业精神，只有有计划地开展各种在职培训活动，才能满足这种要求。

2. 卫生人力开发与培训是满足各类卫生人才需求的重要途径，卫生人力的需求与供给之间始终存在着结构性的矛盾。随着国家卫生服务体系不断完善，卫生人力供需之间的结构性矛盾更加突出。院校教育培养的是标准规格的卫生人力，而每个卫生机构对卫生人才的需要往往具有个性化的特征。

3. 卫生人力开发与培训是调动员工积极性的有效方法，大多数人员都渴求不断充实自己，完善自己，使自己的潜力充分发挥出来。越是高层次的人才，这种需求就越迫切。

二、卫生人力的开发

卫生人力开发包括两项内容：一项内容是卫生人员教育，它贯穿了医务人员整个职业生涯的教育过程，保证各个医疗卫生机构具有合格、质优的卫生人力资源，保障人民享有基本卫生保健与优质医疗服务的一个手段。在一名合格的医学毕业生进入医疗卫生岗位后，国家就开始着手进行正规的医学教育和在职人员培养。另一项内容是卫生人员在职开发。例如卫生健康经济管理人才队伍建设工程、中医药传承与创新人才工程等。针对在职的重点人才，国家相关部门设立了培养重点人才的工程计划，并设立了人才培养方案，以利于重点人才的长期成长与培养。

（一）卫生人员教育

我国医学教育分为三个阶段，即医学院校教育、毕业后教育和继续医学教育。医学成人教育也是现阶段有效提高在职人员知识水平和学历水平的教育方法，其主要包括学历补课教育、专业证书教育、乡村医生教育，以及各种类型的卫生人员在职培训项目。医学成人教育是卫生人力规划中促进供需平衡的一种重要干预措施。毕业后教育和继续医学教育是进行卫生人力开发的重要内容。毕业后医学教育是研究生教育及住院医师规范化培训等，是医学教育的一个重要发展方向；继续医学教育是在完成毕业后教育以后的教育阶段，属于知识更新和终身教育，是目前着力发展的医学教育方式。

（二）卫生人员在职开发

卫生人员在职开发包括很多种形式，如国家实施的"长江学者"评选、"千人计划"等战略性人才支持与奖励计划，以及国家卫生健康委员会近期重点实施的卫生计生经济管理人才队伍建设工程。

三、卫生人力的培训

对于卫生工作人员来说，终身学习与成长是成为一名合格医务工作者必不可少的过程，而卫生人力的培训是帮助在岗人员不断学习和自我提高的重要方式。在医药卫生领域，短时间的卫生人力培训往往通过具体项目来展开，一个完整的培训项目设计包括六个阶段，分别为分析需求、确立目标、制定计划、实施培训、培训评价五个基本环节和一个反馈修订辅助环节，其中五个基本环节构成一个循环过程。培训项目（training program）是实施卫生人员在职培训的主要方式。

（一）分析需求

首先要进行卫生人力资源培训的需求分析，通过组织分析、人员分析、工作（岗位）分析等，先要找出组织在员工培训与开发方面确切需要以及必须解决的问题，才可能设计和实施培训项目。目的是为了确定需要解决的问题，同时满足组织与个人的需要。

需求分析可采用观察法、访谈法、问卷法、培训政策分析及专家咨询等方法，先进行组织分析，确定是否需要培训、培训资源有哪些及培训次数和类型，再进行工作分析和人员分析，确定培训对象、培训内容、培训方式与方法等。

（二）确立目标

在培训需求分析的基础上设定培训目标。明确的培训目标可指导培训方案的形成和培训的实施，还为培训的效果评价提供了一个基本标准。培训目标是指培训活动的目的和预期成果，培训目标应能帮助受训者理解培训的意义和预期结果，从而提高学习动力和学习效果。国家制定的各类卫生人员培训大纲，可作为设计培训目标的基本依据，如《全科医师岗位培训大纲》等。

（三）制定计划

制定培训计划就是要把设定的培训目标变得具体化和可操作化，以便于实施。主要包括六大块内容：培训内容、培训对象、培训时间、培训方式、培训方法和培训预算。

1. 培训内容

在已经确定了培训目标的基础上，围绕目标选择知识、技能、态度等内容的一项或几项，确定课程大纲，形成培训方案的主干部分。

2. 培训对象

确定适宜培训的对象是哪一类人，培训对象是根据培训目标确定的，培训目标越具体、针对性越强，培训对象各种特征的一致性也越高。具体体现在人员的性质、职称、岗位等。

3. 培训时间

完成培训所需要的时间要依据培训目标和培训对象的实际情况来确定。如一种新技术的培训可能需要一周时间，而全科医生转岗培训则至少需要一年时间。

4. 培训方式

培训方式的选择依据培训目标而定，往往需要多种培训方式相结合。广义的卫生人力培训包括岗前培训和岗位培训，岗前培训以院校培训为主，岗位培训则可包括多种形式，如脱产培训与在职培训、专题培训与以会代训、课堂培训与现场培训、临床进修与师带徒、函授刊授与网络培训等方式。

5. 培训方法

根据培训目标选择适当的培训方法。

6. 培训预算

培训预算是指培训项目的投入，包括直接成本和间接成本。

（四）实施培训

实施培训是培训计划执行的过程。为保证培训质量，需要制定培训实施计划，包括建立卫生人力培训组织体系，明确培训管理人员的职责；制定各项培训管理制度，如考勤制度、考核制度、评教制度；制定详细的课程计划与培训日程安排；选择培训师资，明确师资的任务大纲；选择培训教材；保障培训所需要的各种设备、设施及教具。培训项目应严格按照培训计划设计的内容，组织开展各项培训活动。

（五）培训评价

培训评价是对培训有效性的客观判定，即回答培训项目是否达到了预期目标。培训效果评价的方法有多种，这里主要介绍 CIPP 评价模型，其核心概念即背景评价、输入评价、过程评价和成果评价，这四种评价为决策的不同方面提供信息，所以 CIPP 模型亦称决策导向型评价模型。

（六）培训反馈阶段

培训反馈是整个员工培训系统的辅助环节。通过培训评价，能够对培训目标的设定产生影响。一个目标实现了，就会确定新的目标，使卫生人力的知识、技能和态度不断接近工作岗位的要求。同时通过对培训项目的系统评价，发现培训项目取得的成效和存在的问题，将结果反馈给培训的组织者，使其能够发现并不断修正培训计划中存在的问题，提高培训质量。

第四节　卫生人力的使用

卫生人力使用是卫生人力资源管理最复杂和影响最大的部分。政府对卫生人力资源的管理，主要包括建立准入制度、设定配置标准、建立激励机制、完善考核制度及促进人才流动等宏观政策方面，对卫生人力资源的职业化、管理的法制化和评价的社会化起促进作用，以适应经济社会发展对各类卫生人才的要求。

一、卫生人力的配备

卫生人力配备是指医疗卫生机构对各种人员进行恰当而有效地选择与任用的过程，目的是将合适的人员配置在合适的工作岗位上。政府主要通过建立各种制度、标准、规范等，规范卫生人力的配置，而将具体的管理职能交由具体机构承担。卫生人力配备是微观卫生人力资源管理的主要内容，包括对机构各工作岗位的工作分析、人员需求分析与设计、人员的获取、甄选与聘任等内容，是机构有效吸引、获取和使用各类卫生人才的管理过程。政府的主要职能表现在以下几方面。

（一）确定卫生人力配置标准

随着国家对事业单位人事制度改革的不断推进，公益性医疗机构的人力资源管理也处于不断变革当中。随着医疗服务需求的不断增长，编制内卫生人员提供的服务已经远远不能满足患者需求，很多医疗机构采用聘用、雇佣、合作等方式获取编制外人力资源，使编制外人员数量不断攀升，甚至一些医疗机构的编制外人员已经达到人员总数的三分之一以上。目前，国家和各个地区对公益性医疗机构采取编制管理，即通过分析各级各类卫生机构承担的使命、任务和工作目标，分析卫生机构中各类工作岗位的职责及其对各类人员的要求，确定机构编制标准，以此作为宏观调控各类卫生机构人员数量及结构的管理方式。如何对公立医疗机构的人力配置进行管理，确定编制外人员数量将是今后卫生人力资源管理的一项重要课题。

（二）确定卫生人力准入标准

卫生行业是一个特殊的行业，事关公众身心健康和生命安全。国家建立并实施卫生行业技术人员的准入制度，明确在各类医疗卫生机构中承担各种职务的人员要求，包括个性特点、教育背景、工作能力及技术水平等，并通过法律法规的方式予以确定，如《中华人民共和国医师法》《中华人民共和国护士管理办法》等。因此从事医疗服务活动的人员必须具备相应的资格和标准，才能在医疗保健行业执业和工作。

1. 准入对象

从发展趋势看，建立卫生行业从业人员准入和认证制度是医疗卫生可持续发展的必然要求。随着医疗保健服务业的壮大，新的工种的出现，准入对象的范围将会有所扩大。卫生人力资源准入对象主要包括三类：①传统的医疗卫生职业人员，如各类医师、护士（师）、技师、药师和公共卫生医师等。②随着医疗卫生保健服务发展而出现的新职业人员，如健康管理师、营养师、医生助理（PA）等。③在卫生领域工作的其他一些管理和辅助人员，如会计师、人力资源管理师等。

2. 准入条件和准入方式

（1）临床医师准入制度 医师资格考试是中国的卫生行业准入考试，通过对医学生的医学实践技能和医学综合笔试两部分进行测试，评价医学生是否具有独立从事临床医师工作所必需的专业知识和临床技能。

（2）护士准入制度 我国于1995年开始实行护士执业资格考试，于2010年7月1日起实施《护士执业资格考试办法》，考试由国家卫生行政部门组织实施。

（3）医技科室技术人员准入制度 医技科室技术工作人员也需要参加相应的职业准入考试，经考试合格方可从事医技工作。临床医学检验技师要进行工作和晋升，也需要参加相应的临床检验技士/技师/主管技师考试。

（4）行政后勤管理人员准入制度 除医生和护士以外，行政管理人员、财务人员、信息技术人员、后勤工作人员等都是卫生人力资源的重要组成部分，在各自的专业领域内也有相应的资格认证制度。

（5）其他工作人员准入制度　随着卫生组织的发展，对专业的卫生管理人才需求增加，卫生管理人才评价考试应运而生。随着医疗设备的应用越来越多，临床医学工程技术初级士/初级师专业考试成为评价临床医学工程人才的重要手段。

3.再认证制度

国家卫生行政部门主管全国医师定期考核管理工作，县级以上地方人民政府卫生行政部门主管其负责注册的医师定期考核管理工作，也可委托符合条件的医疗、预防、保健机构或者医疗卫生行业、学术组织承担具体考核工作。与欧美国家相比，中国实施卫生人力资源再认证制度相对较晚，且再认证对象较少。

二、卫生人力的激励政策

卫生人力资源管理的一项主要职能是为各类卫生人力创造施展才能的条件，使卫生机构能够吸引人、留住人，并使他们能够充分发挥在提供医疗卫生保健服务中的作用。对人才激励可以是物质的，也可以是精神的，政府主要通过卫生人力资源政策，对这个过程进行规范和宏观调控，各类卫生机构可灵活应用，采取各种措施。

（一）建立卫生技术人员职称晋升制度

为了科学、客观、公正地评价卫生人员的业务水平和专业素质，规范技术职称晋升过程，国家卫生健康委员会颁布了《卫生技术人员职务试行条例》《关于加强卫生专业技术职务评聘工作的通知》《预防医学、全科医学、药学、护理、其他卫生技术等专业技术资格考试暂行规定》《临床医学、预防医学、全科医学、药学、护理、其他卫生技术等专业技术资格考试实施办法》等。国家建立卫生技术人员职称晋升制度，依据各类技术人员达到的卫生技术水平授予一定的技术职称。

（二）不断完善卫生人力收入分配制度

国家制定和不断完善卫生机构各类卫生人员的收入分配机制，对从事医学基础研究和重要公益领域的高层次人才逐步建立特殊津贴制度；对部分紧缺的高层次人才，实行协议工资、项目工资等灵活多样的分配办法；对各类医疗卫生机构实行的薪酬制度进行原则性规范，包括要求卫生事业单位对其工作人员实行岗位绩效工资制度。

（三）特别岗位的卫生人才吸引政策

国家对各类紧缺人才实行优先发展战略，制定专门政策，提供专项资金，创造必要的生活与工作条件，以吸引、留住这些紧缺人才。政府从战略角度衡量卫生行业的紧缺人才，包括高层次卫生人才、农村卫生人才、社区卫生人才及中医药卫生人才等。

（四）其他激励措施

对卫生人才的激励措施还包括假期、住房、教育、学习进修机会、工作条件改善和配备辅助人员等。国家对此主要提出指导性意见，具体执行多属具体卫生机构微观卫生人力资源管理的范畴。

三、卫生人力的绩效考评

卫生人力测评与考核是卫生人力资源管理中的核心内容之一，它贯穿于卫生人力资源管理的全过程。卫生人力的测评与考核主要属于卫生机构内部微观人力资源管理的范畴，包括卫生人力测评与卫生人力绩效考核两部分内容。卫生人力的招聘、录用、选拔、培养、奖惩、晋升、辞退及个人职业规划等都需要测评与考核，人力资源规划、培训项目的开发、工作绩效的改进、人力资源的配置等，也需要由人力的测评与考核提供依据。

政府主要对测评与考核的过程进行宏观控制。国家通过建立以工作业绩为核心，以品德、知识、能力、服务为主要内容的卫生人才评价指标体系，以规范绩效考核过程；通过提倡应用现代人才测评手段，不断改进卫生人才评价方法，以保证客观、公正地评价卫生专业技术人员的水平和能力；通过培育、发展和规范卫生人才评价中介组织，促进卫生人力考评的社会化。通过建立全国卫生专业技术资格考试考评制度，强调对卫生专业技术人员实践能力的考核，以保证考评效果。

四、卫生人力的流动管理

国家建立卫生人才市场体系，促进卫生人才的合理流动，包括对卫生行业人才中介机构和信息化网络建设的支持，制定卫生行业人才社会化服务标准，规范卫生人力的代理、派遣、评价、培训、交流、存档，组建全国卫生人才资源网络等服务过程。国家从政策层面上不断推动医师多点执业，地方政府积极响应，"注册医师多点执业"作为近年来促进卫生人才流动的一项措施，但截至目前，试点效果不理想，促进建立合法规范的医师多点执业或自由执业制度成为人们对新一轮深化医改的期待之一。

课后思考题

1. 什么是卫生人力资源？卫生人力资源具有哪些特点？
2. 什么是宏观卫生人力资源管理？它由哪些要素构成？
3. 如何理解卫生人力培训？一个完整的培训项目设计包括哪些阶段？
4. 卫生人力资源考核与激励相关政策有哪些？

第四章　卫生信息管理 ▷▷▷▷

学习目标

1. 掌握卫生信息管理的基本内容、国家卫生信息建设规划的重点任务、传染病报告信息流程、妇幼保健服务信息系统十二个分系统、社区卫生服务管理平台六个模块、医院信息系统十五个部分。

2. 熟悉信息及卫生信息的内涵、卫生信息管理体系、信息采集原则、妇幼卫生管理信息系统六个分系统、居民电子健康档案管理信息内容、卫生监督检查和行政处罚系统。

3. 了解信息组织原理、疾病预防与控制管理信息系统评价的基本步骤、临床信息系统功能模块、电子病历系统、药品管理信息系统、卫生行政许可审批系统。

第一节　卫生信息管理概述

卫生信息在与民众健康息息相关的公共卫生、分级诊疗、医院管理、医疗保障、药品供应、综合监管等相关领域改革中发挥着不可或缺的作用。随着新医改政策的推进，卫生信息管理为全面加强公共卫生服务体系建设提供支撑和保障。建立健全包括疾病防控、医院医保、妇幼保健、健康教育、精神卫生、卫生监督、突发事件应急等公共卫生网络体系，完善基层医疗卫生服务网络等基本公共卫生服务皆需要卫生信息服务系统的支持。运用快捷的网络通讯技术，积极覆盖各级卫生行政、监督、疾病控制部门、各层各类医疗卫生机构，规范卫生信息的收集整理、归类分析，保证信息质量和安全。

卫生信息在各个公共卫生医疗系统中发挥着重要作用，利用网络信息技术，加快和完善医疗卫生信息系统建设，提高卫生和健康治理能力和水平。以城乡社区卫生服务站、乡村卫生所、预防保健机构为单位，以健康档案为核心的社区卫生服务系统，集妇幼保健、老年健康、免疫规划、慢病管理、疾病控制管理、健康教育、康复管理等多项业务运行、各项业务多位一体集成的一站式管理系统，正依托卫生信息大数据网络展开，使公共卫生服务内容更加丰富和完善。医疗卫生信息化建设作为国家信息化建设的重要组成部分和重点发展领域，是我国卫生事业快速发展的必然要求、必走之路和重要支撑保障。《卫生部国家中医药管理局关于加强卫生信息化建设的指导意见》要求：建设适应卫生改革与发展需求的信息化体系，提高卫生服务与管理水平，建立实用共享的医药卫生信息系统，大力推进医药卫生信息化建设，以推进公共卫生、医疗、医保、药品、财务监管信息化建设为着力点，整合资源，加强信息标准化和公共服务信息平台建设，逐步实现统一高效、互联互通。

一、基本概念

(一) 信息

此概念到目前还没有得到统一，不同的领域有着不同的认识和定义。目前比较通用的概念是：信息是客观世界中各种事物存在方式和运动变化规律，以及这种方式和规律的表征与表述。信息是特征或变化，是事实或数据。信息有很多的特征，例如客观性、普遍性、依附性、可识别性、可存贮性、可转换性、可再生性、知识性和时效性等。信息的形态已逐渐由最初的文字、声像等演变成数据、文本、声音、图像等多种单一或综合的表现形态。

(二) 信息管理

信息管理是对人类社会信息活动的各种相关因素（主要是人、信息、技术和机构）进行科学的计划、组织、控制和协调，以实现信息资源合理开发和有效利用的过程。换句话说，信息管理是指人类为科学有效地开发和利用信息资源，以现代的信息技术为手段，对信息资源进行计划、组织、领导和控制的社会活动。信息管理是人类对信息资源和信息活动的管理，其管理过程包括信息的收集、信息的传输、信息的加工和信息的储存。

(三) 卫生信息

卫生信息是信息学中的一个门类，其内涵丰富，可从广义与狭义两个不同的角度来理解。广义角度上的卫生信息指与医药卫生工作相关的任何形态的信息，它包含各种社会经济信息、科学技术信息、文化教育信息和人群健康信息等，涵盖卫生行业领域内的一切信息活动、信息产物，以及信息要素（主要指人员、设备、技术等）。狭义角度上的卫生信息是特指为了保护和促进人类的健康，有效地提高劳动者素质而收集、处理、存储、传播、分配和开发利用的各种信息，即各种医药卫生活动中产生的指令、情报、数据、信号、消息、知识的总称，包含卫生事务信息、卫生管理信息、公共卫生信息、医院医疗信息、医保药品信息、医药市场信息、健康保健信息、医学教学与研究信息。

(四) 卫生信息管理

医疗卫生事业具有特殊性，它既与国家的经济建设有着直接的联系，又有很强的社会性与公益性，它直接关系到卫生事业的发展与人民健康水平的提高。在我国，卫生事业泛指各种提供卫生服务的机构，以及直接与卫生服务的生产交换、分配和消费密切相关的各种机构与行业。卫生信息管理涉及医疗卫生事业的每一个领域。在新医改和"十四五"规划的大背景下，卫生信息资源管理的内容更为丰富，重点更为鲜明。

1. 公共卫生信息管理

公共卫生信息管理是指为了达到对公共卫生信息的最佳采集、加工、存储、流通和服务效果的一种管理，同时也是对信息本身实行的计划、预算、组织、引导、培训和控制。所以，公共卫生信息管理又是一种将各种专门管理适应于标准管理程序和控制，来实现公共卫生信息活动价值和效益的一种管理。

2. 医疗卫生信息管理

建立科学合理的医院信息系统，可以全面地搜集患者的临床、保健等各方面信息，以便更好的服务于临床决策，提高医疗服务质量；并在此基础上进一步优化医疗服务流程，建立更加合理的医疗服务模式，帮助提高全民健康水平。

3. 医疗保障信息管理

医疗保障信息管理是建立健全城镇职工、城乡居民医疗保险系统，科学的管理医疗保障信息。为完成异地结算，建立城乡一体化的基本医疗保障管理制度奠定基础。

4. 药品供应信息管理

药品供应信息管理是指充分利用信息化技术，建立药品供应保障信息系统，更好地帮助规范基本药物的生产、流通和使用，加强药品不良反应监测，建立药品安全预警与应急处置机制。

二、卫生信息管理学

（一）卫生信息管理学内涵

卫生信息管理学是信息管理学的一个分支，是将信息管理学的理论和方法应用在医药卫生领域而产生的一门新兴的交叉学科，是卫生信息管理实践活动赖以生存与发展的理论依据。它将卫生信息管理学理论与卫生信息的传播实践融为一体，研究卫生信息的收集、存储、传播、交流和利用，对涉及卫生行业领域的信息活动和各种要素（包括人、信息、技术与设备等）进行合理分配，能够有效地满足卫生事业信息需求的一门学科。我们把卫生信息管理学的定义概括为：卫生信息管理学是研究卫生信息管理实践活动中的每个环节与过程，及其发展规律与方法的学科。其学科基础是医药卫生、信息科学与管理科学的结合。从它的定义中不难看出，卫生信息管理学是应用性和技术性很强的一门学科，因此，我们将卫生信息管理实践活动作为卫生信息管理学的研究对象。

（二）卫生信息管理学体系

1. 卫生信息管理学基础知识

卫生信息管理学基础知识包括信息管理学的基础理论，信息科学、计算机科学、管理科学以及卫生信息管理学的技术基础知识。

2. 卫生信息管理的过程

卫生信息管理的过程包括卫生信息的采集与组织、传播与交流、分析与评价、需求与服务以及卫生信息技术。

3. 卫生信息标准与规范

卫生信息标准与规范既是卫生信息组织整理与交流传播的基础，亦是卫生信息由孤岛式的现状向全面互通转变的关键所在。

4. 卫生信息管理系统

卫生信息管理系统是卫生信息的存储仓库，是开展卫生信息管理实践的平台，也是卫生信息资源服务于医药卫生事业的强有力手段。

5. 卫生信息工作保障体系

卫生信息工作保障体系包括卫生信息的组织保障、法律保障、政策保障、伦理和卫生信息安全保障，是推动卫生信息管理工作的强力保障，是给予卫生信息管理研究与实践的权威认可。

除此以外，卫生信息管理学还包括卫生信息经济与产业和卫生信息管理教育两个部分。以上内容相辅相成，组成了全面、科学而又系统的卫生信息管理学体系。

（三）卫生信息管理学目标

卫生信息管理学是培养高素质复合型卫生管理专业人才的重要组成部分。一方面可以让学生熟悉卫生信息管理的基本知识、理论与方法，掌握卫生管理信息系统的种类与构成、建设原则及应用，掌握信息分析的方法，利用分析的卫生信息来辅助决策；另一方面通过对卫生信息管理的现状进行剖析，启发学生从全局的角度思考我国卫生信息管理的发展方向，培养符合时代发展需要的卫生管理人才。具体目标如下：①掌握卫生信息化背景下的卫生信息管理内容；②了解我国卫生领域各个体系的信息化建设状况，各卫生信息系统的功能和价值；③提升学生在信息采集、整理和加工、分析和利用方面的专业能力；④提高学生的信息管理意识、信息服务意识以及信息素养。

三、卫生信息采集

（一）信息采集的原则

信息采集（information collection）是指根据信息用户的需求、机构的性质和任务，用科学的方法收集、检索和获取特定信息的一系列过程。通过信息采集活动，分散蕴含在不同时空的有关信息被采掘和积聚在一起，通过科学的处理和组织序化，最后为信息用户所用。

信息利用的前提和基础是信息采集，信息服务的质量和用户的信息利用效果受信息采集的内容、数量、深度、类型，以及采集的途径及方法的影响。尤其是在医药卫生领域，进行卫生决策和评价的信息保障是信息采集，科学的卫生决策来源于对信息的充分获取。国家医药卫生政策的制定、各类医药卫生活动的综合评价和分析都必须以大量的事实数据为基础，数据的处理、整合和分析的过程都与信息采集紧密相关。除此之外，卫生信息采集也是进行卫生领域科研活动的重要支撑，科研项目的选题、立项、研究、创新、成果鉴定等活动均离不开信息采集。

因为个人和机构的信息需求有所差异，所以会造成采集的信息的类型、信息的内容和信息的来源有所不同，但是在信息采集中有一些基本的原则需要共同遵循。

1. 目的性

因为人们对信息的需求是不同的，所以信息采集活动也存在着一定的差异性。例如在卫生领域，医生或教师为了特定的科研需要在文献机构或数据库中搜集文献信息；信息服务机构为了向卫生领域的用户提供所需信息而进行信息资源采集；疾控中心、卫生监督等职能部门在重大传染病疫情时自下而上的信息采集等。

2. 价值性

信息采集的基本依据是信息价值的大小，信息采集需要从众多信息当中选取最具有使用价值的信息。如患者的患病史、生活习惯、基本身体情况和遗传病家族史等都是临床医生在医疗中分析疾病病因的重要参考信息，患者信息采集系统不可对此项信息遗漏。

3. 系统性

信息采集需要确保信息在时间上的连续性和空间上的完整性。例如 2003 年重症急性呼吸综合征（SARS，以下简称"非典"）、2019 年的新型冠状病毒肺炎（COVID-19，以下简称"新冠肺炎"）。传染病防控工作部门就是依靠一系列的有效的信息采集技术，对全国或局部地区"非典""新冠肺炎"患者数随时间变化的动态信息进行连续性监测，跟踪分析其潜伏期、传染源、传播途径、易感染群、流行规律和干预措施，并依此及时采取了有效的预防控制措施。

4. 及时性

信息具有很强的时效性，需要及时搜集和更新，并且在最短时间内提供给用户。如在医院感染病例监测工作中应该及时对最新的医院感染病例相关信息进行采集，并第一时间提供给预警系统进行预警分析，以达到有效控制医院感染暴发、流行的目的。

5. 科学性

信息不仅种类繁多，而且内容复杂。在日常工作中卫生信息采集人员应根据实际的工作需求进行信息采集活动，应当有目的、有针对性地选择和确定可靠性强、密度高、效益大的信息源。

从广义上讲，信息组织的首要环节是信息采集，信息采集是信息系统资源建设的前提和基础。想要科学、合理地开展信息采集活动，前提是把握信息采集的内涵和了解信息采集的途径与流程。

（二）信息采集技术

目前，各种类型的信息源不仅存在于组织机构和个人特有的存储空间中，而且更多的存在于数字化环境当中，单单依靠人工搜索、采集、整理信息已满足不了实际需要。对于信息的采集工作，人们越来越倾向于用现代信息技术来完成信息采集。因此，一些专门用于网络信息采集的软件工具及平台应运而生。

1. 自动采集技术

信息自动采集技术是在用户设定某些信息源的某类信息后，采集器自动、定期地从这些信息源中获取用户所需要的最新信息。自动采集技术的特点是不仅用户可以根据自己的需求设置相应的信息源和所需信息的类型，而且还有信息采集的自动化、本地化、集成化和新颖性的特点。采集自动化是指用户可以不用逐个地去各个信息源获取信息；信息本地化是指用户不用到远程信息源去获取信息，采集器可以将用户所要的信息采集到本地；信息集成化是指采集器可以一次性地把各个信息源的同类信息都采集过来；信息新颖性则是指采集器采集到的都是最新的信息，不再需要用户进行分辨。

2. 网络信息采集工具

截止目前，软件开发商们推出了许多用于网络信息采集的工具。国际互联网保存协会（IIPC）开发的基于 Web 存档的软件工具包是比较有影响的工具之一，它是目前使用范围最广的采集系统。另外，欧洲网络存储图书馆（NEDLIB）开发的 Harvester 软件也是一个比较有影响的信息采集软件；芬兰、捷克、挪威等国都采用了 NEDLIB 的 Harvester 进行网络资源的自动收集；英国国家图书馆和 SUN 公司共同研发网络采集软件（WCT）用于本国的信息采集工作。

3. 统一信息采集平台

在集约化信息系统模型和框架的支持下，建立统一的信息采集平台已成为信息化战略发展中的一项必不可少的重要任务。通过建设统一的数据采集平台，对各系统中的数据信息进行采集、存储、分析、处理和上传，不仅能够有效整合各系统及各区域平台信息系统的资源，将各类应用系统进行有效的优化整合，形成统一的综合数据库，从而降低数据冗余量，而且还能够提高数据挖掘利用的效率，发挥各类型数据的最大利用价值。

目前，我国相关部门已经陆续开展了许多研究，例如国家卫生健康委员会联合解放军总医院等单位开展的建立统一医院感染监测数据采集规范的研究，目的是在各地区、各医院使用不同信息系统的现状下，规范统一信息数据采集，使信息更加客观、准确且具有可比性，为开展同质化、标准化、规范化的医疗感染信息化监测提供了可能；而在公共卫生信息采集方面，中国疾病预防控制中心公共卫生监测与信息服务中心探索建立了公共卫生统一数据采集交换平台，旨在从医院信息系统中抽取相应的公共卫生数据，实现与区域卫生信息平台的互联互通，这是将来公共卫生数据采集建设的发展方向。

综上所述，随着卫生信息化建设的不断深入，各种卫生信息标准陆续出台，在集约化信息系统模型和框架的支持下，卫生领域的信息收集将更系统、可靠和完整，信息的利用价值将大大提高。

四、卫生信息组织

（一）信息组织原理

信息组织是以用户需求为导向，根据信息本身的属性特征，利用一定的规则、方法和技术，将杂乱无序的信息整理为有序状态的活动。信息的属性特征有：①外在特征：即信息的物质载体直接反映的特征，包括信息的物理形态、信息的类型、生产和流通等方面的特征。②内容特征：是指信息包含和承载的具体内容，即通过信息载体传递与交流的具体内容。

信息组织是信息管理活动的核心和基本环节，即信息的描述与序化。利用一定的科学规则和方法，通过对信息的外在特征和内容特征的描述与序化，实现无序信息流向有序信息流的转换，使其形成更高级别的信息产品，从而保证用户对信息的有效获取和利用及信息的有效流通和组合。

信息组织原理需从以下五个方面理解。

1. 信息内容有序化

将内容相互关联的信息集中在一起，将无关的信息区别开来，将相关信息单元之间的关系明确化，并能体现出逻辑关联性。

2. 信息流向明确化

明确用户的信息需求和信息行为，按照用户的信息活动特征确定信息的流动方向，并且要根据信息环境和信息需求的变化及时调整信息流动的方向。

3. 信息流速适度化

适当控制信息的流动速度，把握信息传递时机。

4. 信息数量精约化

尽可能降低信息的冗余度，做到内容精练、简明扼要，方便信息用户的获取与利用。

5. 信息质量最优化

优化信息的内容、提高信息的质量和精确度。信息组织的目的是为用户提供各种方便有序的信息系统。因此，信息组织一方面是要建立有序的信息空间，便于用户对于信息的获取和利用，另一方面还要便于用户理解、判断和吸收信息，获取知识。信息组织工作的内容要紧密围绕这两个方面展开。

（二）信息组织内容

信息组织活动包括信息选择、信息分析、信息描述与揭示、信息整序与存储。

1. 信息选择

信息选择是按照特定的判别标准从收集到的、处于无序或部分无序状态的信息流中筛选出有用信息，删除无用信息的活动，它是信息组织过程的第一步。

2. 信息分析

息分析是确定信息内容所研究、论述、说明、介绍或表现出来的对象或问题的活动，也是信息产生者欲传递给用户的主要信息内容。信息分析是信息描述与揭示的前提和基础。

3. 信息描述与揭示

信息描述与揭示是整个信息组织过程中的重点。

在信息描述和揭示过程中，信息内容的揭示是通过信息标引来实现的。信息标引的主要作用是揭示信息的内容特征，并用特定符号或词语来表达分析出的相关特征，目的是赋予信息检索的标签，提供从内容检索信息的途径。传统的文献信息标引根据其标签的不同可分为分类标引和主题标引。分类标引是分析信息的主题内容，并用分类法中的分类标签（分类号或代码）表达分析出的主题的过程，例如：主题为病理学的信息，用《中国图书馆分类法》标引检索的结果就是 R36。分类标引的目的是通过对信息赋予分类标签，将各类信息归入所属知识范畴，建立起分类资源体系从而便于用户根据分类特征进行信息的存取使用。主题标引是分析信息的主题内容，并用主题词表中规范的主题词表达分析出主题的过程。用主题词作为标签的信息按字的顺进行排列，可以将具有同一主题的信息汇集在一起，从主题角度提供检索信息的途径。主题标引中所使用的主题词是经过优选和规范后所形成的唯一和精确的词语。如关于"个人电脑"的信息内容和关于"微型电子计算机"的信息内容，它们的主题实际上是相同的，用标引工具《汉语主题词表》的主题语言来进行标引，可以赋予相同的主题标签（主题词）"微型计算机"，这样就可以将相同主题的信息汇集在一起。

伴随计算机技术的发展和数字化信息的大量涌现，标引工作逐渐转向自动标引。自动标引是指在建立和维护信息检索系统的过程中，利用计算机系统模仿人的标引活动，从拟存储、检索的信息资源中抽取检索标签的过程。

4. 信息整序与存储

经过信息描述和揭示的信息只有经过存储后才能方便用户使用。信息存储是将经过描述和标引后的单信息源按照一定的格式与顺序存储在特定载体中，形成多信息源集合的过程。不同类型、载体或不同内容的信息必须按照一定的目的和规则进行存放才能保证信息的有效检索和提取。在空间布局上，可以采取集中存储或分布式存储两种方式；在存储内容上，可以按照不同的专题内容分别存储；在管理内容上，可以按照信息载体分区存储；在使用效率上，可将信息按照用户的利用率作为信息存储的标准。信息序化和存储是前面几个环节形成的有序信息集合的空间组织。信息存储的完成，代表着信息组织过程的终结，同时也代表着信息检索和信息服务活动的开始。

（三）信息组织流程

信息组织是一个信息检索系统建立的过程，包括将未加控制的信息源根据一定的规范进行选择和分析、描述、标引、排序与存储等各个环节。在建立过程中，要求使用描述信息特征的规则及控制语言（信息组织工具）在用户和信息资源之间建立有机联系，最终搭建起面向用户使用的信息检索系统。因此，可以说信息组织与信息检索的关系十分紧密。

第二节 国家卫生信息建设规划

近年来，我国卫生信息化建设步伐加快，按照国家卫生健康委员会制定的标准和规范，以医院管理和临床医疗服务为重点的医院信息化建设取得重要进展；以提高公共卫生服务能力和卫生应急管理水平为主要目标的信息化建设取得长足进步；以居民电子健康档案和中西医电子病历为基础的区域卫生信息化建设获得有益经验，信息化为群众服务、为管理和决策服务的效果逐步显现。但长期以来，卫生信息化建设缺乏顶层设计与规划，标准和规范应用滞后，导致信息不能互联互通，信息资源共享程度较低；居民电子健康档案和电子病历数据资源库建设滞后，难以适应当前深化医药卫生体制改革的需要，不能有效满足人民群众的健康保障需求。因此，加快推进卫生信息化建设，对于有效落实医改措施，提高医疗卫生服务质量和效率，降低医药费用，促进人人享有基本医疗卫生服务目标的实现具有重要的战略意义。

一、总体框架、基本原则和工作目标

（一）卫生信息化建设的总体框架

建设国家、省、区域（地市或县级）三级卫生信息平台，加强公共卫生、医疗服务、医疗保障、药品供应保障和综合管理等五项业务应用系统，建设居民电子健康档案、电子病历等两个基础数据库，将三级卫生信息平台作为横向联系的枢纽，整合五项业务的纵向功能和应用，以居民健康卡为联结介质，促进互联互通，实现资源共享。

（二）卫生信息化建设的基本原则

1. 惠及居民，服务应用

把以人为本、服务群众作为卫生信息化建设的出发点和落脚点，优化医疗卫生工作流程，促进业务融合，方便居民获得优质、高效、便捷的医疗卫生服务。

2. 统筹规划，资源共享

以居民电子健康档案、电子病历、远程会诊系统、区域卫生信息平台和居民健康卡发放为建设重点，统筹规划，整合现有的医疗卫生业务信息系统和信息资源，完善区域之间、医疗卫生机构与社会保障系统之间的信息共享措施，实现互联互通、资源信息共享。

3. 政府主导，多方参与

政府履行对卫生信息化规划、标准规范、投入、管理、绩效考核等方面的行政职能。充分发挥信息技术企业和科研学术机构等社会力量的优势和作用，合力推进卫生信息化建设。

（三）工作目标

优化公共卫生、医疗服务、医疗保障、药品供应保障等工作流程，通过居民健康卡和互联互通、信息共享的卫生信息网络，动态更新居民电子健康档案和电子病历，满足居民预约挂号，享受连续的预防、保健、医疗、康复等一系列服务，并参与个人健康管理的需要；规范医疗卫生服务行为，提高服务质量和效率，提高基层尤其是边远地区的医疗卫生服务水平；建立信息共享的疫情报告、医疗服务、血液保障、卫生应急、卫生监督、卫生统计等信息系统，实时生成汇总数据，实现对卫生工作的实时监督、动态管理、科学决策。

二、重点任务

(一) 建立卫生信息标准体系和安全体系

加强卫生信息标准开发的组织保障，支持基础性卫生信息标准研发和应用，统一卫生领域各种术语信息标准和代码标准，完善相应的交换标准和技术标准。加强卫生相关部门信息标准协同与合作，开发医疗保障、药品购销、中医药信息交换标准，建立中医药信息标准体系。

加强卫生信息安全保障体系建设，落实国家信息安全等级保护制度。加强卫生信息系统安全风险评估工作，确保信息安全和系统运行安全。继续完善居民电子健康档案、电子病历等涉及居民隐私的信息安全体系建设，建设以密码技术为基础的信息安全保障和网络信任体系，推广数字证书和电子签名应用，实现信息共享与隐私保护同步发展。

(二) 建立三级卫生信息平台

建设国家级、省级卫生综合管理信息平台，实现跨省或跨地区信息共享及业务协同，实时采集生成汇总数据，主要为决策者、管理者提供信息服务。国家级信息平台要统筹卫生综合管理以及疾病预防控制、卫生监督、新农合等现有信息系统，整合功能，共享信息。建设区域（地市级）卫生信息平台，与上级信息平台互联互通，实现区域内公共卫生、医疗服务、医疗保障、药品供应保障和综合管理等应用系统互联互通和信息共享，以及与其他相关部门的信息共享；面向区域内居民提供基本医疗卫生信息服务，支持远程会诊、预约挂号、双向转诊、健康咨询、健康教育等服务，支持传染病防控、慢病防治与居民个人健康管理，实现患者电子病历与居民电子健康档案信息共享。各地可以根据人口数量和地域特点，因地制宜建立县级卫生信息平台（或数据中心）。

(三) 完善五大业务应用系统建设

加强公共卫生应用信息系统建设，完善疾病防控、妇幼保健、食品安全、血液管理、卫生监督、卫生应急决策信息系统，提高业务能力，加快12320卫生热线建设，实现公共卫生服务均等化；加强医疗服务应用信息系统建设，推进电子病历应用，优化医疗服务流程，规范医疗服务行为，提高医疗服务质量和效率，保障医疗安全，用信息化手段方便群众看病就医；完善医疗保障应用信息系统，提高新农合基金监管水平和使用效率，方便参合农民异地就医和即时结报；完善药品供应保障应用信息系统，支持基本药物管理和使用，支持药品、医疗器械招标采购、物流配送、临床使用管理，造福人民群众，强化政府监管；完善综合管理应用信息系统，提高卫生信息数据采集的及时性和准确性，提高卫生信息数据统计分析和应用能力，实现对各级各类医疗卫生机构业务工作、资金使用、内部运行的精细化管理，服务于卫生管理和科学决策。

（四）建立居民电子健康档案和电子病历基本数据库

推进居民电子健康档案数据库建设和应用，基于区域卫生信息平台为各业务系统服务，实现基层医疗卫生机构业务协同及信息共享，提升公共卫生和基层卫生服务水平，满足居民使用健康档案信息、识别健康危险因素、改变不良健康行为、增强自我保健和健康管理的能力，提高全民健康水平。

推进电子病历的建设和应用，提高医疗服务效率和质量，实现医疗服务精细化管理。建立和完善以电子病历为核心的医院信息系统，通过区域卫生信息平台逐步实现医院之间检验结果、医学影像、用药记录以及患者基本健康信息的交换与共享。利用区域卫生信息平台，实现居民电子健康档案与电子病历动态融合，促进信息交换与业务协同。

（五）健全覆盖全行业的卫生信息网络

遵循网络建设服务于信息互联互通和平台建设的原则，依托国家电子政务网和公用网络，建立三级平台之间、平台与医疗卫生服务机构之间的信息网络，服务于卫生全行业信息交换，保障卫生信息高效、快捷和安全传输。

（六）建立居民健康卡

结合新农合一卡通和居民电子健康档案建设工作，加快推进居民健康卡建设和应用工作，有效共享居民电子健康档案、电子病历，以及国家、省、区域（地市或县）三级卫生信息平台的信息，实现医疗卫生服务活动中居民身份识别、个人基本健康信息与主要诊疗信息记录、跨区域跨机构数据交换和费用结算，实现居民个人电子健康档案、电子病历等医疗卫生信息共享和动态更新，进一步规范医疗服务行为，方便居民享受医疗卫生服务和进行个人健康管理。以参加新农合人员、新生儿、职业病高危人群等重点群体和大型医疗机构为突破口，分类指导，分步实施，加快推进居民健康卡的发行与应用工作。

（七）完善中医药信息系统建设

中医药信息系统是卫生信息化建设的重要组成部分。建设中医药电子政务管理系统，构建中医药专项、转移支付等预算管理监控平台，开展满足中医药需求的综合统计管理信息系统，实现中医药数据的实时采集、整理、汇总和分析功能。建设中医药公共信息服务系统、中医医疗服务及预防保健信息系统，继续推进基于中医电子病历的医院信息平台建设，全面提升中医医疗服务质量。继续开展国家临床研究基地信息共享与利用技术平台、科研信息平台以及基于地理信息系统的重要中药资源的网络化共享平台建设，提高中医药科技信息服务应用能力。加强中医药教育、文化、对外交流等信息化建设。开展中医药信息标准体系建设，制（修）订中医药数据元、基础数据标准等标准规范，建立和完善中医药资源数据库。

第三节　公共卫生信息系统

一、疾病预防与控制管理信息系统评价的基本步骤

（一）阐明评价有关事项

通常包括评价的目标和限定条件。阐明相关事项的目的是明确评价目标的前提条件，主要包括主要涉及的问题、最受关注的特殊信息子系统和管理领域、可利用的人力、资金和其他资源、评价报告的种类、报告期限及下一步构想等，尤其是卫生规划者和管理者应当确定当前的主要问题与被检查的卫生数据和信息之间的关系。

（二）汇集并回顾现有的相关信息

在进行评价前应当对现有信息进行认识，包括它的系统、管理、实施及使用，因此需要搜集并回顾背景信息文件。这些文件应当包含有关卫生组织系统、公共管理卫生信息系统及各子系统的信息。

（三）确定要研究的卫生服务与相关问题

疾病预防与控制管理信息系统评价的目的是为了解决管理信息系统中存在的问题，从而改善疾病预防与控制系统中各个层次的卫生服务、规划与制定决策的环境及条件。在阐明相关事项与回顾相关信息的过程中，寻找和确定需要关注和研究的卫生服务与信息问题。所有与现行管理和卫生信息使用相关的问题都应当与健康和卫生服务问题相关联。

（四）确定疾病预防与控制管理信息系统绩效指标和数据来源

评价最主要的问题是信息系统能否为卫生保健和疾病预防与控制活动提供需要的数据和可靠的信息。该评价活动目的是确认是否存在问题和问题的严重程度，以及所需的测量指标。绩效指标包括人员知识水平、记录是否完整、报告完成情况、报告反馈、材料可靠性、可及性和设备管理等，最后根据这些指标确定数据来源。

（五）设计评价工具和表格

在准备数据收集方法和工具时，必须揭示每一问题，清楚各个指标需要什么数据，数据必须从哪里获得和怎样来收集。并且要明确获得的数据如何分析和表达，包括表格设计，使研究的每个问题所需的数据和指标都可用同一形式进行表达，并确定好各个指标是如何计算和分析预测结果的。

（六）准备评价

所制订计划的完善度在很大程度上能够决定成功与否。计划过程既应当包括评价内容，还应当包括时间和资源安排。准备工作包括：①活动的准确时间表；②为便于在现场顺利完成评价任务，因此要确保获得相关人员的支持（按照姓名和办公室排列）；③为收集和分析数据准备材料（表格和补给品）、设备（计算机和计算器）以及现场的工作安排；④安排好交通和食宿，提前与卫生机构进行沟通，确保必要的财政支持（预算）；⑤对现场人员进行培训，指导其理解调查表和指导使用调查表。为确保指标测量的有效性，需确定好数据收集的目标机构和（或）人数（以及类型），以及走访、接触和评价各种卫生机构收集数据的质量和各种类型信息系统的工作运行状况的人员安排。

（七）进行评价

这一过程也可应用在现场数据收集。在数据收集过程中产生的错误会影响评价的质量和结果的有效性。产生错误的原因可能是对所提问题的误解、收集数据小组积极性不强、监督措施不力等。因此，数据收集者应当接纳并尊重有经验的人员，由这些人员来负责监控评价数据收集阶段及其工作过程，监督者应该加强监督和合理管理。

（八）分析结果并准备评价报告

评价报告应简明、好读、便于理解，报告要与评价事项一致并能够实现评价目标。评价报告应当及时进行交流，不能仅将其当作简单的工作记录，或当成一般的日常活动。

（九）提出建议，准备随访行动计划

信息系统评价小组需要提出建议，说明如何解决公共管理信息系统中发现的问题。具体内容有：准备一份较为详细的建议行动方案，并提出具体可行的实施步骤，以及如何监督行动执行，并在经过适当时间后，评价信息系统的改善效果。

二、传染病报告信息系统

传染病报告信息系统是各级卫生医疗机构在疾病预防与管理中最常用的系统之一，包括传染病报告卡网上直报、审查、查询、预警等功能。为了加强传染病信息报告管理，确保报告系统的有效运行，提高报告质量，为预防控制传染病的暴发流行提供及时、准确的信息，依照《中华人民共和国传染病防治法》相关法律、法规、规章、规定等，明确各级各类医疗部门及机构的职责，规范传染病直报的内容和流程。

（一）组织结构与职责

遵循分级负责、属地管理的原则。

1. 卫生行政部门的职责

负责本行政区域内传染病信息报告工作的管理，建设和完善本行政区域内传染病信息网络报告系统，为系统的正常运行提供保障条件；定期组织开展对各级医疗卫生机构传染病信息报告、管理等工作监督检查；依据相关法律法规规定，结合本行政区域的具体情况，组织制定传染病信息报告工作实施方案，落实传染病信息报告工作；省级以上卫生行政部门根据本行政区域内疾病预防控制工作需要，可增加传染病监测报告病种和内容；县（区）级以上地方人民政府卫生行政部门应当及时向本行政区域内的疾病预防控制机构和医疗卫生机构通报传染病疫情以及监测、预警的相关信息，同时向毗邻的同级地方人民政府卫生行政部门通报。

2. 疾病预防和控制机构的职责

国家级疾病预防控制机构负责全国传染病信息报告业务管理和技术指导工作，协助国家卫生健康委员会制定相关标准和方案，负责全国传染病信息的收集、分析、报告和反馈，预测传染病发生、流行趋势，开展传染病信息报告管理质量评价；负责信息报告网络系统的维护和应用性能的改进与完善，提供技术支持；动态监视全国传染病报告信息，对疫情变化态势进行分析，及时分析报告异常情况或甲类及按甲类管理的传染病疫情；负责对全国传染病信息报告督导、检查和评估，提供相关的技术培训和指导。

地方各级疾病预防控制机构负责本行政区域内的传染病信息报告业务管理和技术指导工作，实施传染病信息报告管理规范和相关方案，建立健全传染病信息管理组织和制度；负责本行政区域的传染病信息的收集、分析、报告和反馈，预测传染病发生、流行趋势开展传染病信息报告管理质量评价；负责本行政区域的信息报告网络系统的维护，提供技术支持；动态监视全国传染病报告信息，对疫情变化态势进行分析，及时分析报告、调查核实异常情况或甲类及按甲类管理的传染病疫情；负责对本行政区域的传染病信息分析相关数据备份，确保报告数据安全；开展对本行政区域的传染病信息报告督导、检查和评估，提供相关技术培训和指导。

县（区）级疾病预防控制机构履行以上职责的同时，负责对本行政区域内医疗机构和其他责任报告单位报告的传染病信息进行审核；承担本行政区域内不具备网络直报条件的责任报告单位报告的传染病信息的网络直报工作。

3. 医疗机构和其他责任报告单位职责

各级各类医疗机构和其他传染病责任报告单位应建立建全传染病信息报告管理组织和制度，建立传染病诊断、报告和登记制度。负责对本单位的医务人员的传染病信息报告相关知识的培训。建立传染病诊断、报告登记。协助疾病防控机构开展传染病疫情的调查。乡镇卫生院和城镇社区卫生服务中心负责辖区内传染病责任报告单位的传染病报告管理。采供血机构及医学检验机构发现传染病疫情，应按照要求进行登记和报告。

4. 责任报告单位及责任报告人

各级各类医疗机构、疾病预防控制机构、采供血机构、卫生检疫机构等履行传染病报告职责的机构为责任报告单位；责任报告单位执行职务的人员主要是执行职务的医护人员和检疫人员、疾病控制人员、乡村医生、个体开业医生均为责任报告人。

（二）依法报告的传染病病种

法定报告甲、乙、丙类传染病：①甲类传染病：鼠疫、霍乱；②按甲类管理的传染病：传染性非典型肺炎、炭疽中的肺炭疽、人感染高致病性禽流感、新型冠状病毒肺炎，国家卫生健康委员会规定按甲类传染病管理的其他乙类传染病和突发原因不明的传染病；③其他乙类传染病：艾滋病、病毒性肝炎、脊髓灰质炎、麻疹、流行性出血热、狂犬病、流行性乙型脑炎、登革热、除肺炭疽以外的其他炭疽、细菌性和阿米巴性痢疾、肺结核、伤寒和副伤寒、流行性脑脊髓膜炎、百日咳、白喉、新生儿破伤风、猩红热、布鲁菌病、淋病、梅毒、钩端螺旋体病、血吸虫病、疟疾；④丙类传染病：流行性感冒、流行性腮腺炎、风疹、急性出血性结膜炎、麻风病、流行性和地方性斑疹伤寒、黑热病、棘球蚴病、丝虫病、除霍乱、细菌性和阿米巴性痢疾、伤寒和副伤寒以外的感染性腹泻病。

（三）传染病报告工作流程

1. 医疗机构、采供血机构、卫生检疫机构传染病报告工作流程

责任报告人在首次诊断或发现法定传染病患者、疑似患者、病原携带者时，要立即填写"传染病报告卡"（初次报告）并按照规定的报告时限和流程进行报告；诊断变更或因传染病死亡时，应立即填写"传染病报告卡"（订正报告），并按照规定的报告时限和流程进行报告。

实行网络直报的医疗机构、采供血机构、卫生检疫机构的网络直报负责人员应及时检查传染病报告卡，若发现填写信息不完整、不准确，或有错项、漏项，应及时通知报告人核对报告卡内容；然后将传染病报告卡进行及时、准确、完整地录入网络直报系统。

无网络直报条件的医疗机构应在规定时限内，将传染病报告卡以最快方式报告该区域内有网络直报能力的乡镇卫生院、社区卫生服务中心或县（区）级疾病预防控制机构为其代报；同时，应对代报的报告卡进行登记，并且每个月至少与代报单位核对 1 次，核对无误后签字确认。

2. 各级疾病预防控制机构监测报告工作流程

县（区）级疾病预防控制机构传染病信息管理专职人员应当每天（包括法定节假日）对直报系统内的传染病报告卡进行错项、漏项、逻辑错误以及重卡等进行检查，对有疑问的卡片应及时通知报卡单位核对；对核实无误后的信息卡通过网络确认上报。

在审核过程中如果发现暴发疫情或异常疫情报告时，应立即联系报卡单位进一步核实；若信息属实，应通过网络尽快确认报告信息，同时报告主管领导和相关的部门负责人，按规定时限和程序向同级卫生行政部门和上级疾病预防控制机构报告，并且要组织专业人员开展流行病学调查。

如在现场流行病学调查或其他调查中发现传染病报告卡信息有误时，应当在 24 小时内通过网络进行订正或删除、同时告知原填报单位；若发现未报告传染病病例，应由

当地县（区）级疾病预防控制机构调查人员及时填写传染病报告卡，按规定进行网络直报。对实行专病管理的传染病，需要将流行病学调查的相关信息反馈给专病管理部门（机构）并及时录入专病管理系统。

省、市级疾病预防控制机构对本行政区域内所报告的甲类及按甲类管理的乙类传染病，应当与报告县（区）疾病预防控制机构进一步核实信息；若信息属实，需要在县（区）疾病预防控制机构确认信息的基础上、对网络报告信息进行确认。同时，应定期或不定期地对本行政区域内网络直报工作和质量进行督导检查与评价。

（四）传染病报告信息流程

医疗机构、采供血机构、卫生检疫机构应保证传染病信息报告的及时、准确与可靠。网络直报人员在接收到报告后，应及时审核传染病报告卡信息内容并录入直报系统；每月应对本单位传染病监测信息进行汇总分析，并上报本单位有关领导并向有关科室通报。若发现甲类传染病或按甲类管理的乙类传染病时，网络直报人员应立即向诊断医生核实，并报告分管领导；同时以最快的方式报告该区域内县（区）级疾病预防控制机构，并及时向本单位相关科室发出预警信息。

各级疾病预防控制机构应对网络直报传染病疫情信息进行动态监测分析，对月、年监测数据进行全面总结分析；在发现重大疫情时，应随时进行疫情分析。疫情分析结果以信息、简报或报告等形式向同级卫生行政部门和上级疾病预防控制机构上报，并及时反馈到下一级卫生行政部门、疾病预防控制机构和网络直报单位，必要时通报毗邻地区。

第四节　妇幼保健服务和卫生管理信息系统

一、妇幼保健服务信息系统

该系统是以妇女和儿童个案为单位，以妇幼保健服务工作为核心，对妇幼保健服务过程中产生的主要业务数据进行网络化管理与处理，为实现妇幼保健服务管理的现代化、科学化而建立的应用信息系统。妇幼保健服务信息系统目前包括 12 个分系统。

（一）婚前保健服务信息系统

管理和记录婚前卫生咨询、婚前卫生指导、婚前医学检查等个案信息。

（二）孕产期保健与高危管理信息系统

管理和记录产前检查、分娩登记、新生儿访视、产后访视登记、高危孕产妇高危评分及追踪服务管理等个案信息。

（三）妇女病普查服务信息系统

管理和记录妇女病普查及追踪服务管理个案信息。

（四）计划生育技术服务信息系统

管理和记录计划生育手术个案信息。

（五）产前筛查与诊断服务信息系统

管理和记录孕妇产前筛查、诊断及追踪服务管理等个案信息。

（六）出生缺陷监测信息系统

管理和记录出生缺陷登记及追踪服务管理等个案信息。

（七）孕产妇死亡报告管理信息系统

管理和记录孕产妇死亡登记及评审记录等个案信息。

（八）出生医学证明管理信息系统

管理和记录出生医学证明医学登记信息及完整的流转档案。

（九）新生儿疾病筛查信息系统

管理和记录新生儿疾病筛查及追踪服务管理个案信息。

（十）儿童健康体检信息系统

管理和记录儿童体检、生长发育评价、喂养指导、眼保健、口腔保健、听力保健、心理保健等个案信息。

（十一）体弱儿童管理信息系统

管理和记录体弱儿登记、治疗及追踪服务管理等个案信息。

（十二）5岁以下儿童死亡报告管理信息系统

管理和记录5岁以下儿童死亡登记及评审记录等个案信息。

二、妇幼卫生管理信息系统

该系统是以妇幼卫生管理工作为核心，对妇幼保健服务信息系统中的主要业务数据进行处理与利用的管理业务应用信息系统。妇幼卫生管理信息系统包括六个分系统。

（一）孕产妇健康管理与服务评估信息系统

对孕产妇健康状况、危险因素进行筛查，孕产妇重大疾病及死亡进行连续监测和过程监督、动态管理，同时对孕产期内的服务内容、服务环节、服务要求、服务质量等进行绩效评估，逐步实现对孕产妇健康服务实施动态监管和效果评价，以及住院分娩的病科费用监管，孕产妇艾滋病、梅毒、乙肝等母婴传播性疾病的预防、检测及感染控制，孕产妇高危因素动态管理与追踪服务，剖宫产率、孕产妇死亡率的变化趋势，死因监测管理与预测预警。

（二）重大妇女病管理信息系统

该系统是以提高妇女生殖健康水平、早期发现危害妇女健康的恶性肿瘤、防治妇女常见病与多发病为重点，对妇女病普查及治疗工作中产生的业务、管理数据进行综合管理的信息系统。

（三）出生医学登记与出生医学证明管理信息系统

对新生儿的出生医学信息进行分析、管理与利用，支撑人口出生医学信息管理与出生医学证明证件管理工作，是国家人口管理基础数据，满足居民健康档案需求，为妇幼卫生决策提供基础性依据。

（四）出生缺陷监测与干预管理信息系统

对新生儿出生缺陷监测、预防和干预工作的业务服务等信息进行管理，逐步建立出生缺陷儿童信息数据库、出生缺陷危险因素和出生缺陷干预数据库，实现对出生缺陷的动态监测，以及对预警、预防措施实施、干预效果的准确评价，为行政部门组织实施出生缺陷三级预防，选用低成本高效率的预防策略提供技术支撑和数据支持。

（五）妇女儿童专项档案管理信息系统

建立妇女和儿童的个人基础信息专项档案，为妇幼保健服务信息系统提供统一、共享的基本信息管理和数据接口，为妇女儿童专项管理数据的整合利用提供统一的索引管理。

（六）儿童健康管理与服务评估信息系统

主要以对 0～72 个月儿童健康评估与危险因素监测等为手段，建立以国家基本公共卫生服务项目中 0～72 个月儿童健康管理为主要内容、以儿童健康危险因素监测与风险评估为重点的监管业务信息系统；逐步实现对儿童保健服务实施监管和评价、儿童健康状况评估、儿童死亡率趋势变化及死因监测、儿童常见疾病发生趋势和干预效果监测、儿童伤害及伤残发生趋势及预测预警。

第五节　社区卫生管理服务信息系统

一、社区卫生信息系统的概念

社区卫生信息系统是以健康信息为核心，以基于电子病历的社区医生工作站系统为纽带，以全科诊疗、收费管理、药房（品）管理等为主导的全面信息化系统，满足居民健康档案管理、经济管理、监督管理和公共卫生信息服务等基本需求。社区卫生信息系统通过网络延伸到城市社区和农村卫生室，同时需要与国家卫生健康委员会、中国疾病预防控制中心妇幼保健中心、中国疾病预防控制中心及社区卫生服务机构相连接。是区域公共卫生服务信息系统的重要组成部分。

二、社区卫生信息系统的功能构成

根据对社区卫生信息系统的功能要求，将社区卫生信息系统划分为两个平台，分别是社区卫生服务管理平台和社区卫生行政管理平台。

（一）社区卫生服务管理平台

社区卫生服务管理平台是社区卫生"六位一体"功能的具体体现，结合"六位一体"的概念分为预防、保健、医疗、康复、健康教育及计划生育服务等6个模块。

1. 预防

预防主要包括家庭健康档案、计划免疫、传染病防控、学校卫生、职业卫生、慢性病管理、公共卫生事件防控等。

2. 保健

保健主要包括妇女保健、儿童保健、老年人保健、特殊人群保健等。

3. 医疗

医疗主要包括常见病、多发病的诊疗、慢性病的管理等。

4. 康复

康复主要包括心理关爱、残疾人康复、患者康复、吸毒人员康复等。

5. 健康教育

健康教育主要包括健康教育计划、健康干预策略、健康促进活动、健康教育评估、居民健康档案查询、健康处方、医疗咨询、科普教育等。

6. 计划生育服务

计划生育服务主要包括避孕指导、优孕指导、产前检查、产后访视、母乳喂养指导等。

（二）社区卫生行政管理平台

社区卫生行政管理平台是社区卫生服务机构网上办公的场所，包括财务、人事、物资、设备的管理。通过获取基层医疗卫生服务机构的业务数据，及时准确把握基层医疗卫生服务机构的现状，预测未来服务的变化趋势。在综合查询、统计分析的基础上为卫生资源调配、卫生决策制定等提供数据支撑。

三、居民电子健康档案

（一）基本内容和来源

根据电子健康档案的基本概念和系统架构，电子健康档案通常由居民个人基本信息和主要卫生服务记录两部分构成。个人的健康档案信息内容主要来源于各类卫生服务记录（如预防、保健、医疗、康复等）。主要有三个方面：一是卫生服务过程中的各种服务记录；二是定期或不定期的健康体检记录；三是专题健康或疾病调查记录。卫生服务记录表单是卫生服务记录的主要载体，是卫生管理部门依据国家相关法律法规、卫生制度和技术规范的要求，用于记录服务对象的相关基本信息、健康信息，以及卫生服务过程与结果的医学技术文档，具有医学效力和法律效力。

1. 个人基本信息

包括人口学和社会经济学等基本健康信息。其中一些基本信息反映了个人固有特征，贯穿整个生命过程，内容相对稳定、客观性强。个人基本信息来源于个人基本情况登记表，主要包括以下几方面。

（1）人口学信息 如姓名、性别、出生日期、民族、身份证、文化程度、婚姻状况等。

（2）社会经济学信息 如联系方式、联系地址、工作单位、职业类别、户籍性质等。

（3）亲属信息 如父母姓名、子女数等。

（4）社会保障信息 如医疗保险类别与号码、残疾证号码等。

（5）基本健康信息 如既往疾病史、过敏史、预防接种史、家族遗传病史、健康危险因素、残疾情况、血型等。

（6）建档信息 如档案管理机构及建档日期等。

2. 主要卫生服务记录

是从居民个人一生中所发生的重要卫生事件的详细记录中动态抽取的重要信息。按照业务领域划分，与健康档案相关的主要卫生服务记录有如下。

（1）儿童保健 主要包括出生医学证明信息、新生儿疾病筛查信息、儿童健康体检信息、体弱儿童管理信息等，分别来源于出生医学证明、新生儿疾病筛查记录表、0~6岁儿童健康体检记录表和体弱儿童管理记录表。

（2）妇女保健 主要包括婚前保健服务信息、妇女病普查信息、计划生育技术服务信息、孕产期保健服务与高危管理信息、产前筛查与诊断信息、出生缺陷监测信息等，分别来源于婚前医学检查表、妇女健康检查表、计划生育技术服务记录表、产前检查记录表、分娩记录表、产后访视记录、产后42天检查记录表、孕产妇高危管理记录表、产前筛查与诊断记录表和医疗机构出生缺陷儿登记卡。

（3）疾病预防　主要包括预防接种信息、传染病报告信息、结核病防治信息、艾滋病防治信息、寄生虫病信息、职业病信息、伤害中毒信息、行为危险因素监测信息、死亡医学证明信息等，分别来源于个人预防接种记录表、传染病报告卡、结核病患者登记管理记录表、艾滋病防治记录表、寄生虫病患者管理记录表、职业病报告卡与职业健康检查表、伤害监测报告卡、农药中毒报告卡、危险因素监测记录表和居民死亡医学证明书。

（4）疾病管理　主要包括高血压、糖尿病、肿瘤、重症精神疾病等病历管理信息和老年人健康管理信息等，分别来源于高血压患者随访表、糖尿病患者随访表、肿瘤报告与随访表、精神分裂症患者年检表和随访表、老年人健康管理随访表等。

（5）医疗服务　主要包括门诊诊疗信息、住院诊疗信息、住院病案首页信息和成人健康体检信息等，分别来源于门诊病历、住院病历、住院病案首页和成人健康检查表。

第六节　医院信息系统

一、医院信息系统的构成

根据具体业务流程和实际应用建设，医院信息系统分为 15 个部分，具体内容如下。

（一）数字化收费挂号

数字化收费挂号包括住院患者入、出、转管理系统及门急诊挂号系统、门急诊划价收费系统、门诊分诊系统、门急诊导医系统和门诊预交金管理系统。

（二）数字化诊疗

数字化诊疗主要涵盖医生层面的临床诊疗基础业务，主要包括门急诊医生工作站系统、病区医生工作站系统、临床路径系统和重症监护信息系统。

（三）数字化护理

数字化护理涵盖护理层面的临床基础业务，主要由住院护士工作站、静脉药物配置系统、门诊输液管理系统、门诊采血管理系统和护理信息系统构成。

（四）数字化医技管理

例如实验室信息系统（LIS）、超声影像信息系统、放射科信息系统（RIS）和医学影像系统（PACS）等系统。

（五）数字化药物管理

数字化药物管理主要处理的是与药品相关的数据与信息。由住院药房管理系统、药库管理系统、制剂管理系统、抗菌药物监测系统和合理用药监测等系统构成。

（六）电子病历管理

电子病历由医生电子病历系统和护理电子病历系统组成，目前大多数医院信息集成平台都是以电子病历为核心展开的。

（七）远程医疗

远程医疗包含很多系统，如远程会诊系统、远程教学系统、远程数字资源共享系统、远程影像诊断系统、远程心电诊断系统、远程病理诊断系统、远程监护系统和远程手术指导系统。日常工作中我们可以通过远程医疗实现不同地区、不同单位的会诊工作，解决了距离与时间上的难题。

（八）数字化手术麻醉

数字化手术麻醉系统是医疗机构中不可缺少的一个重要信息系统。通过数字手术麻醉系统，可以实现手术麻醉工作的闭环管理模式，提升手术麻醉相关工作的质量，确保手术安全，实现医院全面数字化。

（九）数字化体检管理

数字化体检管理系统，其核心功能有体检档案录入、体检报告输出、体检档案统计查询等。

（十）数字化医疗监管

数字化医疗监管包含很多系统，如门诊账户管理系统、病历信息系统、医院感染监控系统、临床决策支持系统、病案管理系统、医疗管理与质量监控系统等。

（十一）数字化后勤管理

通过此系统可以实现资源的优化配置，提高医院后勤管理工作效率和保障水平。

（十二）数字化惠民服务

数字化惠民服务包括预约诊疗系统、自助服务系统。预约诊疗系统和自助服务系统有很多优点，例如避免了就诊者现场排队挂号的拥挤，节省了就诊者的时间，方便就诊者查询出诊医生等。

（十三）医院信息平台和综合管理

医院信息平台包含医院办公自动化系统、医院资源管理（HRP）系统、科研管理系统、医学文献管理系统和客户关系管理（CRM）系统。

（十四）区域协同

区域协同是指区域医疗卫生信息系统。

（十五）数据知识库

总的来说，医院信息系统由很多部分组成，而每一部分医院信息系统又可分成若干子系统，子系统还可划分成若干个功能模块。各个子系统间、模块间又进行频繁的数据传输和处理，共同支持医院信息系统的功能实现。

二、临床信息系统功能模块

除了医疗收费与药品物资管理外，医院中所有与患者相关的信息系统都属于临床信息系统的范畴。临床信息系统主要由以下分系统和子系统组成。现将各系统所包含的范围介绍如下。

（一）医嘱处理系统

医嘱处理系统提供医生医嘱录入和传递，辅助护士处理的功能。医嘱是医疗活动的起点，也是其他辅诊科室的信息源头，是医生了解患者病情和疗效，辅助诊断，给出进一步处置意见的重要依据，同时也是护理计划、护理工作的记录，具有法律效力。

（二）护理（监护）信息系统

通过护理（监护）信息系统可以提高护理管理质量，它具有提供患者生命体征记录和各类护理文档记录的功能。

（三）门诊医生工作站

门诊医生工作站是医生对门诊患者进行诊疗活动的工作站，通过此工作站可以实现对患者的诊断、开具处方、检查、检验等信息的处理。

（四）住院医生工作站

住院医生工作站是医生对住院患者进行诊疗活动的工作站，通过此工作站可以实现对患者的处理、诊断、处方、检查、检验、手术、卫生材料、转诊、会诊、出院等信息的处理。

（五）病区护士工作站

病区护士工作站可以减少护士抄写和录入医疗文档的工作量。

（六）移动医护工作站

移动医护工作站依靠无线网络技术，通过无线网络将患者信息从医生办公室和护士站带到了患者床旁。有了此工作站医生可以随时随地诊疗、直接下达医嘱，护士也不再受工作地点的限制，可以在床旁提取医嘱执行信息，将采集到的患者体温、脉搏等数据直接录入到系统中。

（七）医学影像系统

医学影像系统（PACS）可以把医院影像科日常产生的各种医学影像通过标准接口以数字化的方式保存起来，当需要的时候在一定的授权下能够很快的调回使用，同时增加一些辅助诊断管理功能。

（八）电子病历系统

电子病历（EMR）系统是临床信息系统最核心、最重要的组成部分，可以将它作为一个平台，将其他的系统整合进来，从而达到信息资源的共享。

（九）实验室信息管理系统（LIS）

实验室信息管理系统（LIS）能够完成实验数据和信息的收集、分析、报告和管理。

（十）心电图信息系统

心电图信息系统是对各种心电图设备的信息采集、存储、管理和诊断的软件系统。心电图信息系统改变了传统心电图的运行模式，有效地提高了工作效率和管理水平，为构建具有完整患者诊疗信息的电子病历奠定了良好的基础。

（十一）麻醉临床信息系统

麻醉临床信息系统是为满足麻醉医生对手术患者信息管理的需求，分别对术前、术中、术后三个阶段的信息管理提供支持。通过此系统，医生可以制定麻醉方案。系统自动获取患者生命体征信息，自动生成患者的麻醉记录单。麻醉临床信息系统可以大大减轻麻醉医生的工作量，提高医疗质量。

（十二）重症监护临床信息系统

重症监护临床信息系统是专为医院 ICU（重症加强护理病房）设计的临床信息管理系统，它覆盖了重症监护相关的各个临床工作环节，能够将 ICU 的日常工作标准化、流程化和自动化，极大的降低了医护人员的工作负担，提高了整个工作流程的效率，为真正实现以患者为中心的医护过程、为提高临床科研和医疗水平奠定了坚实的基础。

（十三）临床用药系统

临床用药系统可以针对过敏药物、药物剂量、重复用药、药物相互作用和药物适应症等进行合理用药审查，可以有效防止不合理用药现象发生。

根据以上临床信息系统功能的介绍，其优点可归纳如下：①自动收集各种临床信息；②自动管理各种临床资源；③自动分析各种临床结果。所涉及的技术包括数字化技术、计算机技术、网络及通信技术和数据库技术等。

三、电子病历系统

电子病历系统由住院管理分系统、病区（门诊）医生工作站、病区护士工作站、住院药房管理分系统、手术麻醉管理分系统、医学影像病区接入系统和病案管理分系统等系统组成。各子系统通过信息交换平台进行信息的交换和共享，最终形成电子病历。

电子病历系统主要有以下几个特点：①影像信息的处理，可在病历系统的医生工作站中看到每位住院患者的影像检查结果；②患者表格信息处理，将各种表格用 XML 形式表示，利用类似 WORD 的 XML 文档编辑器来录入各种表格内容，并用 XML 格式与其他病历内容一起管理与保存；③数据存储与检索格式，采用以数据库为储存主体，XML 格式为交换方式。对于 XML 格式的病历内容，采用 XML 的 XPath 来检索，其他内容使用数据库的查询方法；④病历有痕迹修改模式。

第七节 药品管理信息系统

药品安全关系到人民群众身体健康、生命安全与经济社会发展大局。经过不断的建设，国家食品药品监督管理信息化建设已经取得一定进展，信息化建设试点工作稳步推进。药品管理信息系统主要由数据中心、综合办公平台、OA 系统、行政审批系统和药品流通监控系统等应用系统组成。

一、药品监管数据中心

药品监管数据中心为各应用系统的开发和应用奠定了良好基础。药品监管数据中心有先进的数据交换平台可以连接到各个部门、单位，实现跨部门、跨区域信息传递和交换，形成保存、更新、分发、存证、容灾和备份等全局性政务信息服务的基础环境。如果将所有监管医药企业的信息分门别类、按统一规范录入该数据库，则可以实现互联互通、信息共享。

二、综合办公平台

综合办公平台是应用系统的基础和集成框架，它可以实现各应用系统之间数据的共享和综合利用。通过 OA 办公平台可实现信息、督查及会务等主要办公业务流程的电子化、网络化与无纸化。综合办公平台不仅大大的节约了办公人员的时间，还节约了资源与成本。

三、行政审批系统

医药企业不仅可以通过行政审批系统登录政府公众网站办理业务申请、查询审批进度，还可以进行业务答疑。系统由最初实行的电子、纸质双轨制运行，逐步实现全部行政许可事项的网上受理和审批。通过行政审批后相关信息可以自动更新到数据中心，并为稽查办案系统、企业诚信管理系统提供数据支撑。

四、药品流通监控系统

药品流通监控系统可以实现对药品医疗器械流通环节如进货、销售、库存数量以及流向等进行电子监控，为药品医疗器械的打假、追溯、召回和应急处置提供有力的技术支撑。

五、稽查办案系统

实现药品稽查办案流程的网络化、案卷制作电子化、执法监督全程透明化、数据统计分析、突发事件应急处理指挥与协调等监管业务的信息化。

六、药品生产质量实时监控系统

可监督医药企业严格按照药品生产质量管理规范要求进行组织生产，通过对人员、原辅料、处方、工艺、检验以及生产环境等要素实施全程网络管理，关键环节配备视频监控，来确保药品生产质量安全。该系统为各级食品药品监督管理部门提供药品生产环节的监管数据。

七、企业诚信管理系统

根据相关规定，通过对各类医药企业的基本信息、行为记录、信用评价等方面进行信用等级评定，建立企业信用档案，按信用等级实行分类管理，推动行业诚信体系建设。

八、药品监督抽验管理系统

该系统可实现从药品抽验计划发布，到实施抽样，确认后寄送药检所，药检所收样并检验等环节的信息化管理。

九、生产质量管理规范 / 药品经营质量管理规范认证管理系统

医药企业认证申请资料的网上审查及审批工作可以通过该系统实现。本系统不仅可以自动生成现场检查安排表，还可以按照操作规程随机抽取生产质量管理规范 / 药品经营质量管理规范认证管理系统认证的检查员。医药企业可以通过系统即时查询审批进程，通过认证审批后的相关信息可以自动更新到数据库。

十、广告查询系统

此系统是集药品、医疗器械、保健食品合法广告的查询和违法广告的曝光为一体的平台，目的在于为广大群众营建一个诚信的广告发布环境，探索和建立互动的广告监督机制。它的长远发展目标是建立广告查询资料库，并实现与广告审批系统相连接。

第八节　卫生监督信息系统

一、卫生监督信息系统概念

卫生监督信息系统是指利用计算机技术和网络通讯技术，对在履行卫生监督职责各阶段中产生的数据进行采集、存储、处理、提取、传输、汇总、加工生成各种信息，从而为卫生监督管理的整体运行提供全面的、信息化的、规范化管理的信息系统。

各地区都应建立相应的监督信息系统，根据属地范围的应用要求，实现本地的卫生监督行政和业务管理工作的全部自动化处理。卫生监督信息系统由很多个应用／软件系统构成，是多个本地信息软件系统功能的集成。通过卫生监督管理信息系统不仅使各地区、各单位之间形成了规范的、完善的信息数据的采集、交换、发布，也使卫生执法监督相关信息实现整合、交换和共享，充分利用各单位网络硬、软件系统建设资金和信息资源，可以使卫生执法监督相关人员和社会公众更加方便、快捷地获取及时、全面、可靠的信息数据，有效提高卫生执法监督工作效率和监管力度。

二、卫生监督信息系统基本架构

卫生监督信息系统的系统架构主要包括卫生监督信息网络平台、卫生监督业务应用系统和食品安全综合协调信息发布平台等。

（一）卫生监督信息网络平台

它是卫生监督信息的数据传输和交换的基础平台，是保证各级卫生监督信息准确、及时地采集、存储和传输的基础。

（二）卫生监督业务应用系统

它的统一开发使用便于准确、完整地收集全国卫生监督信息，其主要包括以下三个应用系统。

1. 卫生监督信息报告系统

此系统信息的获取可以由手工录入和由卫生行政许可审批系统、卫生监督检查和行政处罚系统自动导入两种方式来实现。

2. 卫生行政许可审批系统

此系统的信息采集可以通过日常行政许可工作完成。卫生监督信息报告系统、卫生监督检查和行政处罚系统所需要的建设项目审查和被监督单位的基本信息可以通过此系统获取。

3. 卫生监督检查和行政处罚系统

此系统的信息采集可以通过台式计算机和移动终端设备（可在执法现场或者办公室）这两种方式来完成，该系统还可以为卫生监督信息报告系统提供卫生监督处罚个案的基本信息。

卫生监督的日常监督检查、行政处罚、卫生许可的卫生监督主要业务工作的信息化和工作信息的上报可由卫生监督信息报告系统、卫生行政许可审批系统、卫生监督检查和行政及处罚系统这三个应用系统实现。这三个应用系统是既相对独立，又密切联系的，构成了卫生监督信息业务系统的基本框架。卫生监督业务应用系统的核心和主干是卫生监督信息报告系统，卫生行政许可审批系统、卫生监督检查和行政及处罚系统是报告系统的基础和延伸，是实现卫生监督业务工作信息化的真正内涵，对基层各级卫生监督机构非常重要，不仅可以有效地改进工作方式，还可以提高卫生监督信息的采集、处理和报告效率。

三、卫生行政许可审批系统

卫生行政许可审批系统是采集、处理卫生行政许可、审查和备案等管理相对人基本信息，进行动态管理、规范卫生行政许可、审查和备案工作的程序。行政管理相对人又称行政相对人或相对人，是法律规定的必须接受行政机关管理的所有组织和个人，是行政法律关系的主体或当事人之一，是行政权力的享受者和行政义务的承担者。卫生监督管理相对人的基本信息是卫生监督工作的基础，卫生监督的所有业务都是围绕着管理相对人展开的，例如日常工作中的监督、专项监督和抽检等。

卫生行政许可审批系统主要功能有：①卫生许可受理与审核管理和卫生许可证发放管理；②相对人信息管理；③查询统计和统计报表；④系统管理。该系统能够与卫生监督信息报告系统的数据接口连接，可获取被监督单位的基本信息，从而从业务系统产生信息报告系统所需要的基本数据，形成卫生监督基本信息互通平台。

（一）业务管理

卫生行政许可审批系统可以实现处理许可业务的动态管理功能，如申请登记（备案）、受理和审查决定等。

（二）制证与文书管理

卫生行政许可审批系统可以实现满足许可业务需要的许可文书的打印、制证和发放功能。

（三）归档管理

卫生行政许可审批系统可以实现许可业务处理结束后对管理相对人统一归档管理的功能。

（四）结果公示

许可项目在受理环节的审核结果、在决定环节的审批结论在结果确认后进行公示，以便申请人和公众进行查询，同时提供申请人对申报许可事项状态的查询功能。

（五）查询管理

实现根据一个或多个条件对许可（备案）的历史审批意见及基本信息和许可业务当前所在流程步骤的查询功能，并在数据共享的基础上控制用户只能查看到其可查看的数据范围。

（六）打印和数据导出

卫生行政许可审批系统可实现报表的打印和查询结果的打印。

（七）统计报表管理

卫生行政许可审批系统可以根据查询条件生成相应的报表。

（八）流程管理

卫生行政许可审批系统提供系统管理员行政许可系统的管理功能，主要包括对许可事项、许可事项流程定制、许可材料定制等功能。审批流程包含 5 个环节，即申请、受理、审查、决定、办结。除了申请环节以外，其余 4 个环节为各许可事项的必需流程。通过流程定义和配置可以在法律允许的范围内根据实际业务需要配置的流程步骤。

四、卫生监督检查和行政处罚系统

卫生监督检查和行政处罚系统供卫生监督人员使用，并可以通过此系统执行卫生监督检查和行政处罚管理工作。该系统涵盖食品卫生、化妆品卫生、公共场所、传染病与消毒、医疗机构、母婴保健等卫生监督专业领域，可用于规范日常卫生监督检查工作，采集、处理各类日常监督、监测、处罚信息，出具执法文书，对日常卫生监督、行政处罚工作进行动态管理。在日常工作中卫生监督人员可以通过手持执法设备或笔记本电脑和便携打印机进行现场执法工作。

（一）管理相对人档案查询

卫生监督人员通过对卫生监督管理相对人基本档案数据库的信息查询，来掌握卫生监督管理相对人的档案信息资料。

（二）执法标准管理

执法标准管理实现了对卫生监督检查和行政处罚业务执法标准的规范化、模板化管理。例如，现在的执法工作通过卫生监督规范用语和监督检查表等方式实现卫生监督执法标准的规范化。可以通过此功能来实现对监督检查表、规范用语的查询、增加、删除和修改等。

（三）执法任务下达

卫生监督检查和行政处罚系统具备对执法任务的逐级下达和分配的功能，任务接收人可通过这一功能获得须要执行的任务内容。

（四）现场监督检查

卫生监督人员在现场监督检查时，不仅可通过在线或离线的方式按照执法标准规范将监督检查结果输入系统，还可以在现场打印出监督文书及进行简易程序的处罚工作。对于那些不具备现场执法设备使用条件的地区，则可将监督结果通过日志的形式输入进系统。

（五）行政处罚

对于监督检查当中发现违法的，在进行处罚办理过程中，系统根据业务办理需要从相关的监督记录中能自动关联并显示管理相对人的信息、违法行为信息等，卫生监督检查和行政处罚系统可实现全部卫生行政处罚文书的制作和简单的审批流程管理，各种文书间同类项目要求系统可以自动生成。

（六）查询统计

卫生监督检查和行政处罚系统可以根据一个或多个项目组合来查询监督或处罚结果信息。采用一览表的方式对统计汇总表进行显示，若存在同业务的关联关系，可支持与详细业务的关联查询，但同时要考虑控制数据权限。

（七）文书打印

可以自动生成符合《卫生行政执法文书规范》的卫生监督执法文书，多份文书间通用的元素会自动套用。

（八）信息卡生成

案件结案后，不仅能生成相关的卫生监督信息报告卡，还能实现上报功能。若结案后，发生行政复议或行政诉讼，在案件归档时，能将行政复议、行政诉讼信息更新到信息报告卡，并实现再次上报。

课后思考题

1. 什么是卫生信息？卫生信息管理有哪些内容？
2. 卫生信息采集需遵照哪些基本原则？
3. 从哪五个方面理解信息组织原理？
4. 卫生信息化建设的基本原则是什么？
5. 国家卫生信息建设规划包括哪些重点任务？

6. 建立三级卫生信息平台是指哪三级？

7. 疾病预防与控制管理信息系统评价的基本步骤是什么？

8. 我国甲类传染病和按甲类管理的乙类传染病有哪些？

9. 妇幼保健服务信息系统是由哪几个分系统组成的？

10. 妇幼卫生管理信息系统是由哪几个分系统组成的？

11. 社区卫生服务管理平台包括哪些模块？

12. 居民电子健康档案中主要卫生服务记录包括哪些？

13. 根据具体业务流程和实际应用建设，医院信息系统分为哪些部分？

14. 请列举临床信息系统包括的功能模块。

15. 电子病历系统主要由哪些子系统构成？

16. 药品管理信息系统由哪些应用系统组成？

17. 卫生监督信息系统主要由哪几个基本架构组成？

18. 卫生行政许可审批系统的主要功能有哪些？

19. 请列举卫生监督检查和行政处罚管理信息系统涵盖的卫生监督专业领域。

第五章   医疗保障制度 ▷▷▷▷

....

学习目标

1. 掌握医疗保障的概念、特点及其构成，我国医疗保障体系基本组成部分。

2. 熟悉我国医疗保险制度主要内容，国外医疗保障制度改革对我国的可借鉴之处。

3. 了解疾病风险与保险的关系、医疗保障基金的筹集渠道、国外医疗保障主要内容。

第一节   医疗保障概述

医疗保障被认为是世界上最复杂、最艰巨的保障事业。医疗保障，特别是医疗保险制度不仅是现代社会保障制度的有机组成部分，也是世界上立法最早的社会保险项目。由于医疗卫生服务自身规律呈现的复杂性和不确定性特点，以及世界各国对医疗保障内涵认识的不同，使得医疗保障的理论研究体系仍处于不断发展、变化之中。

一、医疗保障的概念

1. 疾病风险与医疗保障

由于疾病风险所危害的对象是人，因而它是一种人身风险，具有很高的不可回避性、不可预知性等特点。正是由于疾病风险的特殊性，因此可能通过群体方式演变成社会风险，带来严重的社会问题，甚至对社会的稳定和发展产生严重影响。能否消除社会成员的疾病风险，主要取决于两个条件：一是个人或家庭有足够的抗风险的能力与储备；二是通过合理的制度安排帮助人们化解疾病风险。第一个条件绝不是每个人都具备的。因为当今社会人们会面临很多风险，不仅有疾病的风险，还有年老的风险、失业的风险；人口结构的变化，老龄社会的到来，依靠个人或家庭抵御疾病风险的可能越来越小，这就促使国家和政府考虑通过一种制度安排来帮助社会成员抵御疾病风险，防止个人面临的疾病风险转变为社会风险，造成社会危机。医疗保障就是为了达到此目的的一种制度安排。

2. 医疗保障内涵

医疗保障制度（medical security system）是一种正式的社会经济制度。在农业社会向工业社会转型的过程中，由于工伤事故频繁发生，工人强烈要求资方提供工伤医疗保险，后来逐步发展成为医疗保障制度。时至今日，它的内涵与外延发生了很大变化。因此，给医疗保障下一个具有普遍意义的定义较为困难。《中华人民共和国宪法》明确规定："中华人民共和国公民在年老、疾病或者丧失劳动能力的情况下，有从国家和社会获得物质帮助的权利。"在我国，医疗保障可以看成是政府和社会主体的一种公共职责和行为，是要保障疾病来临时，公民能够得到基本诊治。因此，医疗保障是指通过法律、法规，由政府、市场、社会共同参与的，以减少公民利用医疗服务的经济障碍，提高国民身体素质为目的的一种保障制度。

二、医疗保障的特点

医疗保障是社会保障制度构成之一，因而它既有社会保障的特点，也有其自身的特征，医疗保障的特点归结起来主要有以下几点。

1. 医疗保障具有普遍性，覆盖对象原则上是全体国民

疾病风险发生概率与很多因素密切相关，不同特征的人，其疾病发生的概率及程度也不尽相同，但疾病的发生几乎是不可避免的。人的一生中可能面临失业、工伤、生育等风险，而疾病风险是不可能完全消灭和规避的。因此，医疗保障是社会保障体系中覆盖最广，作用最频繁的险种。

2. 医疗保障更具有复杂性

任何一种医疗保险制度都会涉及医疗服务的提供方、需求方和保险方，如果这三方之间的关系处理不当，会导致医疗费用上涨，医疗服务质量下降等问题。而且这三方之间的关系比较复杂，为了确保医疗保障基金的合理使用和正常运转，医疗社会保险还设计了必要的制度机制，对医疗服务的享受者和提供者的行为进行合理引导与控制，这些是其他保障项目所没有的。

3. 医疗社会保障属于短期性、经常性的保险

由于疾病风险的发生具有随机性，因此，医疗保障提供的补偿也只能是短期性和经常性的，不能像养老保险那样是长期性的，也不能像生育保险有次数限制。因此医疗保障在财务处理方式上也与其他保障有所不同。

三、医疗保障体系

医疗保障是一个庞大、复杂的系统，可分为几个层次，每个层次又由多个项目构成。从保障对象、保障目的、资源来源和给付方式等方面进行归纳，可分为医疗保险、社会救助、医疗福利。从是否具有社会保障性质和特征进行归纳，医疗保障体系可分为社会医疗保障和非社会保障性医疗保障。前者包括社会医疗保险、社会医疗救助、社会医疗福利，后者包括商业医疗保障，企业医疗保险、慈善组织医疗救助和其他非社会保障性福利。由于不同国家或地区的政治背景、经济发展水平以及历史、文化等方面不同，开展的保障项目也不一样。这里简单介绍我国主要开展的一些医疗保障项目。

1. 社会医疗保险

医疗社会保险是指由国家立法，通过强制性社会保险原则和方法筹集医疗资金，保障人们平等地获得适当的医疗服务的一种制度。我国医疗社会保险遵循保障基本医疗服

务水平原则、社会化原则和公平与效率对等原则等。在管理上，实行行政管理与业务管理相分离的方法。行政管理部门负责医疗保险法律、法规及政策的制定和监管，业务经办部门主要负责具体的事务工作，如保险基金的筹集、管理、支付等。

2. 医疗救助

医疗救助根据资金来源和组织形式可分为政府提供的医疗救助和非政府组织提供的医疗救助两大类。前者是通过民政部门、卫生部门等政府部门来实现，资金主要来源于政府的财政收入，以现金、价格补贴（如低价或免费医疗服务、建立福利医院等）等形式提供医疗保障；后者包括单位或工会、医院、社会团体（如红十字会、慈善机构、社会捐助基金会等），资金主要来自于单位职工的互助金、企业福利金、医院利润、社会（个人、社会团体、企业等）捐助资金等，主要为被保障对象提供就医所需要的现金补贴或医院提供低价甚至免费的医疗服务。医疗救助是一种无偿救助，通常是临时性的，目的是帮助救助对象抵御即期的疾病风险。

3. 医疗福利

医疗福利是指由政府在基本医疗方面为公民提供社会医疗保险以外的经济支持的一种医疗保障形式。主要采取医疗补贴，包括对个人或家庭的现金补贴，以及医疗服务价格补贴（提供免费和低费用的预防保健服务和医疗服务），它与社会医疗保险和医疗救助在功能和保障范围上相互补充，以减少居民对基本医疗服务利用的经济障碍，保证居民对基本医疗服务的可及性。

医疗保障之所以受到世界各国的重视，成为各国政府的基本施政方针，是因为它在保证公民的生存权、消除社会成员的不安全感、维持劳动力再生产、合理分配卫生资源等方面发挥着其他制度无法替代的独特功能。

第二节 中国医疗保障制度

自新中国成立以来，我国政府一直致力于建立和完善保障居民健康的医疗保障制度。建国初期，建立了与计划经济体制相适应的覆盖城乡人口的公费医疗制度、劳保医疗制度和农村合作医疗制度。三大制度对于保障公民身体健康、促进经济发展、维护社会稳定发挥了重大的作用。改革开放以后，随着我国经济的发展和经济体制改革的不断深入，原有医疗保障制度缺陷日益凸显：覆盖范围过窄，筹资与管理的社会化程度偏低，国家、企业负担过重，个人缺乏节约意识，社会不公平等问题突出。正是在这种背景下，我国开始探索医疗保障制度改革。

一、城镇职工基本医疗保险制度

1. 城镇职工基本医疗保险制度实施原则

城镇职工基本医疗保险（以下简称基本医疗保险）的水平要与社会主义初级阶段生产力发展水平相适应；城镇所有用人单位及其职工都要参加基本医疗保险，实行属地管理；基本医疗保险费由用人单位和职工双方共同负担；基本医疗保险基金实行社会统筹和个人账户相结合。

2. 覆盖范围和缴费办法

城镇所有用人单位，包括企业、机关、事业单位、社会团体、民办非企业单位及其职工，都要参加基本医疗保险。

基本医疗保险费由用人单位和职工共同缴纳。用人单位缴费率应控制在职工工资总额的6%左右，职工缴费率一般为本人工资收入的2%。随着经济发展，用人单位和职工缴费率可作相应调整。

3. 实行社会统筹和个人账户相结合的制度

职工个人缴纳的基本医疗保险费，全部计入个人账户。用人单位缴纳的基本医疗保险费分为两部分，一部分用于建立统筹基金，一部分划入个人账户。划入个人账户的比例一般为用人单位缴费的30%左右。

4. 设定起付线与最高限额

统筹基金和个人账户要划定各自的支付范围，分别核算，不得互相挤占。起付标准原则上控制在当地职工年平均工资的10%左右，最高支付限额原则上控制在当地职工年平均工资的4倍左右。

5. 其他规定

加强基本医疗保险基金监管，将基本医疗保险基金纳入财政专户管理，专款专用，不得挤占挪用；确定基本医疗保险的服务范围和标准。基本医疗保险实行定点医疗机构和定点药店管理；明确特殊人员的医疗待遇。离休人员、老红军的医疗待遇不变，医疗费用按原资金渠道解决，支付确有困难的，由同级人民政府帮助解决。

截止2020年底，全国参加城镇职工基本医疗保险的人数为34455万人。

二、城乡居民基本医疗保险制度

2016年国务院发布《关于整合城乡居民基本医疗保险制度的意见》，整合后的医保制度对于促进城乡居民享有公平的医疗保障权、促进全民医保体系持续健康发展有重要意义。制度政策整合基本要求：统一覆盖范围、统一筹资政策、统一保障待遇、统一医保目录、统一定点管理、统一基金管理。

城乡居民基本医疗保险在各地稳步开展，截止2020年底，参加全国城乡居民基本医疗保险人数达到101676万人。

三、城乡居民大病保险制度

1. 保障对象

城乡居民大病保险（以下简称大病保险）保障对象为城镇居民医保、新农合的参保（合）人，主要补偿个人负担的合规医疗费用。

2. 资金来源

从城镇居民医保基金、新农合基金中划出一定比例或额度作为大病保险资金。城镇居民医保和新农合基金有结余的地区，利用结余筹集大病保险资金；结余不足或没有结余的地区，在城镇居民医保、新农合年度提高筹资时统筹解决资金来源，逐步完善城镇居民医保、新农合多渠道筹资机制。

3. 保障水平

以力争避免城乡居民发生家庭灾难性医疗支出为目标，合理确定大病保险补偿政策，实际支付比例不低于50%；按医疗费用高低分段制定支付比例，原则上医疗费用越高支付比例越高。随着筹资、管理和保障水平的不断提高，逐步提高大病报销比例，最大限度地减轻个人医疗费用负担。

4. 承办方式

采取向商业保险机构购买大病保险的方式。

四、城乡医疗救助制度

医疗救助在20世纪80年代的农村扶贫政策中就出现，到20世纪90年代，随着城市贫困人口的增加，医疗救助被引入城市，目前成为我国多层次保障体系的重要组成部分。

城乡医疗救助制度在一定程度上缓解了城乡贫困人口的就医困难，取得了良好的社会效益。但也暴露出一些问题，如医疗救助的管理涉及多个部门，管理体制不顺，管理成本高；也有资金来源渠道单一，救助资金的供给与需求矛盾突出，筹资模式有待完善等。

五、中国医疗保障制度改革发展方向

截止目前，我国已形成了以城乡医疗救助为兜底，以城镇职工基本医疗保险和城乡居民基本医疗保险为主体，以公务员医疗补助、大额医疗费用补助、城乡居民大病保险、商业医疗保险为补充的多层次医疗保障体系，初步实现了全民医保的目标。但仍需清楚地认识到，现有制度还存在居民医保制度中的个人缴费责任偏轻，政府、市场和社会三大力量未能充分整合，有现实保障能力而可持续性依然不足等问题，使全民医保制度的可持续性存在风险。

2021年3月11日十三届全国人大四次会议表决通过的《中华人民共和国国民经济和社会发展第十四个五年规划和2035年远景目标纲要》提出："健全基本医疗保险稳定可持续筹资和待遇调整机制，完善医保缴费参保政策，实行医疗保障待遇清单制度。做实基本医疗保险市级统筹，推动省级统筹。完善基本医疗保险门诊共济保障机制，健全重大疾病医疗保险和救助制度。完善医保目录动态调整机制。推行以按病种付费为主的多元复合式医保支付方式。将符合条件的互联网医疗服务纳入医保支付范围，落实异地就医结算。扎实推进医保标准化、信息化建设，提升经办服务水平。健全医保基金监管机制。稳步建立长期护理保险制度。积极发展商业医疗保险。"

这预示着，中国特色医疗保障制度体系将更加成熟完善，更有利实现公民就医的公平性、医疗服务的可及性、医保管理的有效性，以及医疗保障制度的可持续性，进而为经济平稳运行，社会和谐发展，人们幸福生活，提供有力的制度保证。

课后思考题

1. 简述医疗保障的概念和特点。
2. 简述医疗保障体系包括哪些内容?
3. 简述当前国际医疗保障制度改革的趋势是什么?
4. 简述我国现行医疗保障制度存在哪些问题?
5. 简述我国未来医疗保障制度发展的方向是什么?

第六章　药品政策与管理 ▷▷▷

第一节　药　品

一、药品的定义

根据《中华人民共和国药品管理法》，药品的定义是用于预防、治疗、诊断人的疾病，有目的地调节人的生理机能并规定有适应症或者功能主治、用法和用量的物质，包括中药材、中药饮片、中成药、化学原料药及其制剂、抗生素、生化药品、放射性药品、血清、疫苗、血液制品和诊断药品等。通过药品的定义可以得知：①根据药品的使用目的和使用方法区分食品和毒品及其他物质；②从法律上明确规定在我国中药材、中药饮片、中成药等都是药品；③《中华人民共和国药品管理法》管理的是人用药品，未涉及兽用药；④"药品"作为所有相关用语的总称。

二、药品的分类管理

1. 处方药与非处方药

（1）处方药　是指凭执业医师和执业助理医师处方才可购买、调配和使用的药品。

（2）非处方药　是指由国务院药品监督管理部门公布的，不需要凭执业医师和执业助理医师处方，消费者可以自行判断购买和使用的药品。

2. 现代药和传统药

（1）传统药　是指按照传统医学理论指导用于预防和治疗疾病的物质。WHO传统医药大会发表的《北京宣言》对于传统药给出了明确的定义："传统医药是在维护健康以及预防、诊断、改善或治疗身心疾病方面使用的以不同文化固有的、可解释或不可解释的理论，信仰和经验为基础的知识、技能和实践总结。"我国传统药的应用历史源远流长，至今仍在我国人民的医疗保健中占有重要的地位。传统药包括植物药、矿物药、动物药，其发现、生产、应用均基于传统医学的经验和理论。我国的传统药有中药、民族药（藏药、蒙药、维药等）。

（2）现代药 一般指19世纪以来发展起来的化学药品、抗生素、生化药品、放射性药品等、血清、疫苗、血液制品等。因这类药最初在西方国家发展起来，后传入我国，又称西药。一般是用合成、分离提取、化学修饰、生物技术等方法制取的物质，成分、结构基本清楚，具有控制质量的标准和方法。管理上现称为化学药品。

3. 新药、仿制药、医疗机构制剂

（1）**新药** 是指未在中国境内外上市销售的药品，分为创新药和改良型新药。

（2）**仿制药** 是指仿制原研药品质量和疗效一致的药品，其质量和疗效应与原研药品一致。

（3）**医疗机构制剂** 是指医疗机构根据本单位临床需要经批准而配制、自用的固定处方制剂。

4. 国家基本药物、基本医疗保险用药、特殊管理的药品

（1）**国家基本药物** 是指那些满足人群卫生保健优先需要、必不可少的药品。WHO定义基本药物为"满足民众主要卫生保健需要的药物，适当根据其公共卫生意义、关于其效用和安全性的证据以及相对成本效益而选择的药物"。公平、可及、安全、有效和合理使用是基本药物的基本特征。

（2）**医疗保险用药** 是指医疗保险、工伤保险、生育保险药品目录所列的保险基金可以支付定费用的药品。《中华人民共和国社会保险法》规定："符合基本医疗保险药品目录、诊疗项目、医疗服务设施标准以及急诊、抢救的医疗费用，按照国家规定从基本医疗保险基金中支付。"《国家基本医疗保险、工伤保险和生育保险药品目录》是基本医疗保险、工伤保险、生育保险基金支付参保人员药品费用和强化医疗保险医疗服务管理的政策依据及标准。

（3）**特殊管理的药品** 是指国家制定法律制度，实行比其他药品更加严格管制的药品。《中华人民共和国药品管理法》第三十五条规定："国家对麻醉药品、精神药品、医疗用毒性药品、放射性药品实行特殊管理。"除上述药品外，国家对疫苗流通和预防接种、属于药品类易制毒化学品、属于药品类的兴奋剂，以及部分抗菌药等也实行一定的特殊管理。

三、药品的特性

药品特性包括有效性、安全性、稳定性、均一性等方面。

1. 有效性

有效性是指在规定的适应证、用法和用量的条件下，能满足预防、治疗诊断人的疾病，有目的地调节人的生理功能的要求。有效性是药品的固有特性，有效性的表示方法，在我国采用"痊愈""显效""有效"来区别。

2. 安全性

安全性是指按规定的适应症和用法、用量使用药品后，人体产生毒副作用的程度。大多数药品均有不同程度的毒副作用，只有在有效性大于毒副作用，或可解除缓解毒副作用的情况下才使用某种药品。

3. 稳定性

稳定性是指在规定的条件下保持药品有效性和安全性的能力。

4. 均一性

均一性是指药物制剂的每一单位产品都符合有效性、安全性的规定要求。均一性是在制药过程中形成的固有特性。

第二节　国家药物政策

国家药物政策是指国家制定和实施的有关药物管理的法律、法规、规章、制度、指南及政府的有关承诺等，体现了政府在药物管理领域的中长期目标及其优先领域，是政府给医药卫生界提出的目标、行动准则、工作策略与方法的指导性文件。国家药物政策是国家根据政治路线制定的医药卫生政策，目标是为了实现人人享有卫生保健，目的是用以保证所有有需求的人群，在任何时间和地点，都能获得质量良好的、安全的、有效的和价格可承受的基本药物，并合理使用这些药物。其本质是公平分配社会医药资源，使广大人民群众能获得安全的、有效的和价格可承受的基本药物，以改善防治疾病效果。同时强调合理用药，使有限的医药资源发挥应有作用，有效增进医药对全社会的利益。国家药物政策是综合性的，涉及药物研发、生产、经营、使用、价格、广告、监督管理等各方面，是药事工作的行为准则，具有权威性，并与国际接轨。

一、国家药物政策的目标

各国的国家药物政策的目标基本一致，包括基本药物的供应、获得和费用的可承受性，以及药物的安全、有效、优质并合理使用。能够以最少的资源投入获得最大的健康效果，提高药物经济效率。努力发展本国的制药工业，充分发挥国有及民办企业的作用，保证医药事业可持续发展。各国制定的国家药物政策目标主要包括以下方面。

1. 基本药物的可供应性、可获得性和费用可承受性

（1）可供应性　是指基本药物供应体系的有效运作，即凡是以防治疾病为目的，任何人、任何时候、任何地点都能及时购买到所需的基本药物。

（2）可获得性　是指药品的生产企业、批发企业，零售药房、医院的药房能保证基本药物的品种和数量供应，同时提供准确、可靠的药品信息。

（3）费用的可承受性　是指政府能够控制和管理药品价格，尤其是对于基本药物价格的控制和管理，以及医疗保障制度中基本药物的报销问题。

2. 保证向广大群众提供的药品安全有效、质量合格

世界各国政府多采用法律手段和行政手段加强对药品的监督管理，建立药品监督管理机构，制定药品管理法律法规，从而对无证生产、销售药品，以及生产、销售假药、劣药、违标药等行为进行控制。

3. 促进合理用药

促进合理用药不仅仅是医生、药师的责任，还需要患者和患者家属等各方统一认识、通力合作。促进合理用药还涉及科学技术的发展、药学专业人员的水平等。同时，不合理用药也是个全球性的问题。

二、国家药物政策的内容

1. 立法与监督框架

药品管理立法与规章条例的制定与实施，设立药品监督管理部门，进行药品注册管理，制定药品质量保证措施，开展药品上市后监督，加强药品流通监督。

2. 药品遴选

制定和实施药品基本遴选原则、遴选过程、遴选标准，促进基本药物目录的推广与使用以及传统药物的推广使用。

3. 药品供应

国产药品的生产和供应，建立供应体系，制定药品营销策略和药品替代政策，建立药品采购机制，加强流通监督。

4. 合理用药

提供客观的准确的药品信息、医务人员合理用药的保证措施，促进消费者合理用药的措施，开展合理用药宣传教育活动。

5. 药物的经济学策略

政府在药品市场中的作用，促进药品市场竞争的措施，建立药品筹资机制、制定和执行提高效率与费用效果的措施。

6. 人力资源

发挥卫生系统的作用，药学及相关人力资源开发计划、人员教育、培训与课程设置，建立全国协作网络，加强继续教育。

7. 监测与评价

建立药品监测机构，确定和落实监测内容、程序、方法、指标、责任。定期评价监测指标，开展监测与评价研究。

8. 国际技术合作

药品研究、生产、销售、使用等环节的国际交流与技术合作。

第三节　药品监督管理

一、药品监督管理的作用

1. 保证药品质量

药品是诊断、预防、治疗疾病必不可少的物质，普通消费者缺乏相关的知识，对于药品质量的好坏难以辨别，常有不法分子为获得巨额利润以假药、劣药冒充合格药品进行售卖，或者在不具备生产、销售药品的基本条件下，通过擅自生产、进口、销售药物，配制制剂，以牟取暴利。此类药品流入市场将会危害人们的健康，甚至是危及生命。所以，政府必须加强对药品的监管，对于制售假、劣药和无证生产、销售药品的行为，以及其他违反《中华人民共和国药品管理法》的违法犯罪活动予以严惩，以保证药品质量和广大人民群众的用药安全。

2. 促进新药的研发

新药研发是一种高科技活动，其特点是高投入、高风险、高回报。新药的质量和数量，对防治疾病和发展医药经济均有重大影响。如果管理出现问题，可能会导致毒性大的药品、无效的药品进入市场，必定会危害人们健康和生命。同时，相应的企业也难逃法律的制裁。所以科学的新药审评标准，规范新药研制活动基本准则非常重要，只有严格审评新药程序、手续，才能保证研究开发的新药更有效、更安全。

3. 提高制药企业的竞争力

现如今制药产业竞争越发激烈，而药品的质量水平是制药企业生存竞争的基础。在药品生产过程中影响质量的因素有很多，包括技术因素、环境因素以及社会因素。药品生产企业不能只注重经济效益而忽略了技术的提高和对环境的保护。只有药品质量得以保证，才能避免产生严重后果，生产出劣药，甚至假药。政府必须加强药品监督管理，坚持质量第一，确保产品质量，从而提高制药企业竞争力。

4. 规范药品市场，保证药品供应

药品市场大而复杂，药品流通过程中可能会出现多种影响药品质量和药学服务质量的因素，而且难以控制。需要解决的问题包括：①如何防止假、劣药和违标药混入市场；②在药品流通过程中如何保持其质量不变、合理定价、公平交易和药品信息真实性。药品监督管理部门需要加强药品监督管理，规范药品市场，打击不正当竞争，以及扰乱药品市场秩序的违法犯罪活动，保证为人民群众提供合格药品。

5. 保证合理用药

合理用药包括两方面内容：一方面需要医生科学、合理、正确地开具处方；另一方面涉及药品质量和药师的服务质量。为此，政府和药学行业协会不断强化对药学实践的监督管理，除药事法规中有关规定外，还制定了各种合理用药的规范、指导原则、指南等，药品监督管理对防止不合理用药引起的不良反应起到积极作用，能够有效地保证人们的用药安全。

二、药品监督管理的行政法律关系

药品监督管理的行政法律关系即受药品管理法调整的行政关系。药品监督管理的法律关系的当事人，包括行政主体——国务院和地方药品监督管理部门，以及行政相对方——在中国境内从事药品研制、生产、经营和使用的单位或者个人。药品监督管理法律关系的客体，是药品、药事行为、药事信息、药事智力活动所取得的成果。药品监督管理法律关系的内容，主要包括药品监督管理部门的行政职权职责、相对方药事单位及个人的权利（如了解行政管理权、隐私保密权、行政救济权等），以及相对方药事单位及个人的义务（如遵守药事法律、法规和规章，服从行政命令，协助行政管理等）。以上要素构成药品监督管理的行政法律关系。药品监督管理行政法律关系的产生，是因《中华人民共和国药品管理法》的实施，同时有相应的药品研制、生产、经营、使用和监督管理的法律事实发生。

三、药品监督管理的内容

1.药品监督管理的法律制度

（1）行政许可制度　是指调整在行政许可的申请、审查、批准等过程中各种社会关系及有关权利和义务的法律规范总称。是对一些有益的但可能对社会和个人人身或财产造成损害的活动实施事前控制手段的制度。行政许可是指行政机关根据公民、法人或者其他组织的申请经依法审查，准予其从事特定活动的行为。药品监督管理涉及的行政许可应当根据《中华人民共和国行政许可法》的规定进行。

①行政许可的设定与实施原则　药品监督管理的行政许可应当遵循法定原则，公开、公平、公正原则，便民和效率原则，信赖保护原则。

②行政许可事项　根据法律法规规定，药品监督部门行政许可的审批为19类28项，如药品、药用辅料注册，直接接触药品的包装材料和容器审批，中药保护品种证书核发以及GMP（注射剂、放射性药品、生物制品等）、GLP、GAP认证，《放射性药品生产企业许可证》《放射性药品经营企业许可证》审批发放，医疗机构配制的制剂调剂（跨省）审批等。省级许可，如《药品生产许可证》《药品经营许可证》《医疗机构制剂许可证》等的批准发放。

③行政许可申请与受理　行政相对人（或者其代理人）提出行政许可申请，行政机关受理行政许可申请。

④行政许可的撤销　行政机关或者其上级行政机关可以撤销违法的行政许可。

（2）行政强制制度　是指有关行政强制的设定和实施的法律规范。行政强制包括行政强制措施和行政强制执行。行政强制措施是指行政机关在行政管理过程中，为制止违法行为、防止证据损毁、避免危害发生控制危险扩大等情形，依法对公民的人身自由实施暂时性限制，或者对公民、法人或其他组织的财物实施暂时性控制的行为；行政强制执行是指行政机关或者行政机关申请人民法院，对不履行行政人员或其他组织依法强制履行义务的行为。

①行政强制措施的种类　包括限制公民人身自由；查封场所、设施或者财产；扣押财物；冻结存款、汇款以及其他行政强制措施。

②行政强制执行的方式　包括加处罚款或者滞纳金；划拨存款、汇款；拍卖或者依法处理查封、扣押的场所、设施或者财物；排除妨碍、恢复原状；代为履行以及其他强制执行方式。

（3）行政处罚制度　是指有关行政处罚的设定和实施的法律规范。有关行政处罚的法律法规有《中华人民共和国行政处罚法》《中华人民共和国行政强制法》《中华人民共和国药品管理法》《药品监督行政处罚程序规定》等。

（4）行政复议制度 行政复议是指公民、法人或其他组织认为行政主体的具体行政行为侵犯其合法权益，依法向法定的行政复议机关提出复议申请，行政复议机关依法对被申请复议的具体行政行为进行审查并作出决定的活动。

①行政复议的范围 包括对行政机关做出的行政处罚、行政强制、行政许可、审批等11种情形。

②行政复议的申请和期限 申请人必须是行政相对人并认为其合法权益受到侵害，必须以自己名义提出申请，被申请人必须是实施了具体行政行为并被认为侵犯申请人的合法权益。申请人可以知道具体行政行为之日起60日内提出复议申请。

③行政复议的案件受理范围 包括不服国家食品药品监督管理总局及其委托的机构或者组织实施的具体行政行为而申请行政复议的案件；不服省、自治区、直辖市食品药品监督管理部门及其委托的机构或者组织实施的具体行政行为而申请行政复议的案件；其他依法由国家食品药品监督管理总局管辖的行政复议案件。

（5）行政诉讼制度 行政诉讼制度是指调整行政诉讼过程中形成的各种关系的法律制度。行政诉讼是指公民、法人或其他组织依法向法院起诉行政行为侵犯其合法权益，法院对此进行审查、裁决的活动。

①行政诉讼的受理范围 不服的行政拘留及其他行政处罚、行政强制、行政许可的12种情形。

②起诉和受理 起诉者（原告）必须是行政行为的相对人或组织，且应当有明确的被告事实（符合法院受理范围、管辖），法院经过审查对符合起诉条件的予以立案。

2. 药品监督管理部门的行政职权和行政行为

（1）行政职权 根据《中华人民共和国药品管理法》的规定，药品监督管理部门的行政职权包括：

①行政立法、规范权 按照国务院规定，依据《国家食品药品监督管理总局立法程序规定》编制药品监管中长期立法规划和年度立法计划；起草和报送药品监管法律和行政法规草案；制定、修改、废止和解释规章；制定和公布药品监督管理的政策、规划等规范性文件。

②行政许可权 有权发放药品生产、经营许可证，有权发放药品质量认证证书，有权批准药品注册，核发药品批准文号，有权批准药品广告发布和互联网提供药品信息服务等。

③行政形成权 有权接收相对方依法申请药品注册及药品生产、经营许可证等，使药品监督管理的法律关系产生，并有权规定变更和撤销。

④行政监督权 有权对相对人的药品质量、药事活动、药事单位质量管理、药品广告、药品信息提供等进行监督检查，检查其遵守药品管理法律法规、规章、药品标准和履行义务的情况并有权进行监督抽查检验和验证。

⑤行政处罚权 药品监督管理部门设置的派出机构，有做出警告、罚款、没收违法生产、销售的药品和违法所得的行政处罚权力。

⑥行政强制权 药监部门有权对行政相对人实施强制手段的权利，如对可能危害人

体健康的药品及其有关材料采取查封、扣押的行政强制措施。

⑦行政禁止权　有权不允许行政相对人进行一定的作为与不作为。

（2）行政行为　行政行为是行政机关及其他行政主体在职权行使过程中所做的能够引起行政法律效果的行为。它是行政权的行为或职权行为，是行政主体意思表达的行为。合法的行政行为一经实施，将形成行政法律关系，足以导致当事人之间权利义务的获得、变更与丧失。行政行为的合法要件包括符合法定管辖权的规定；符合法定内容；正当程序；法定形式。法治国家对行政行为规定的正当程序，主要有以下基本原则：①公平；②公开听证；③获取信息；④法律代理；⑤说明理由。

药品监督管理的行政行为主要包括以下内容。

①组织贯彻实施药品管理法及有关的行政法规　依法制定和发布有关药品监督管理的规章及规范性文件，组织制定、发布国家药品标准。

②实行药品注册制度　审批确认药品，是药品质量监督管理的基点、关键环节。根据申请依法进行新药审批注册、进口药品注册，确认该物质为药品，发给《新药证书》及生产批准文号，或发给《进口药品注册证》，在本国生产、销售、使用。审批仿制已有国家药品标准的药品，发给生产批准文号。

③实行许可证制度　根据相对人申请，审批药品生产、药品经营和医疗机构制剂，进行 GMP、CSP、GLP 认证，核发《药品生产许可证》《药品经营许可证》《医疗机构制剂许可证》（以上三项简称"三证"），以及《药品 GMP 证书》和《药品经营质量管理规范认证证书》等。控制生产、经营药品和配制医疗机构制剂的基本条件、质量体系，确保药品生产、经营质量及医疗机构制剂质量。

④实行审批制度　核准药品说明书、包装标签；审批药品广告、提供药品信息的服务互联网站，根据相对人申请发给药品广告批准文号、《互联网药品信息服务资格证书》。

⑤严格控制特殊管理的药品　确认特殊管理的药品以确保人们用药安全。根据有关的国际公约和本国法规，制定管制药品名单，确定生产、供应、使用单位和管理办法，规定特殊标志，进行严格管制、管理。

⑥对上市药品的监管　组织调查上市的药品，进行再审查和再评价，实行药品不良反应报告制度，对疗效不确切、不良反应严重或者其他原因危害人们健康的药品，采取修改药品说明书、撤销批准文号或进口药品注册证的措施

⑦行使监督权，实施法律制裁　药品监督管理部门有针对性、有计划地对上市药品质量及药品生产、经营企业和医疗机构制剂配制的质量体系及管理进行监督检查和质量监督抽样检验。对制售假药、劣药及无"三证"者进行生产、经营药品和配制医疗机构制剂的，以及违反《中华人民共和国药品管理法》有关规定的，依法进行处罚。

3. 药品飞行检查

药品飞行检查是指食品药品监督管理部门针对药品研制、生产、经营、使用等环节开展的不预先告知的监督检查。为加强药品和医疗器械监督检查，强化安全风险防控，原国家食品药品监督管理总局根据《中华人民共和国药品管理法》及其实施条例等有关

法律法规，制定了《药品医疗器械飞行检查办法》。

（1）药品飞行检查的原则　依法独立、客观公正、科学处置的原则。

（2）药品飞行检查的一般规定　①被检查单位对食品药品监督管理部门组织实施的药品飞行检查检查应当予以配合，不得拒绝、逃避或者阻碍；②食品药品监督管理部门应当按照政府信息公开的要求公开检查结果，对重大或者典型案件，可以采取新闻发布等方式向社会公开；③食品药品监督管理部门及有关工作人员应当严格遵守有关法律法规、廉政纪律和工作要求，不得向被检查单位提出与检查无关的要求，不得泄露飞行检查相关情况、举报人信息及被检查单位的商业秘密。

（3）药品飞行检查的启动标准　具有下列情形之一的，食品药品监督管理部门可以开展药品医疗器械飞行检查：①投诉举报或者其他来源的线索表明可能存在质量安全风险的；②检验发现存在质量安全风险的；③药品不良反应监测提示可能存在质量安全风险的；④对申报资料真实性有疑问的；⑤涉嫌严重违反质量管理规范要求的；⑥企业有严重不守信记录的；⑦其他需要开展飞行检查的情形。

（4）飞行检查方式　制订检查方案，明确检查事项、时间、人员构成和方式等。需要采用不公开身份的方式进行调查的，检查方案中应当予以明确。必要时，食品药品监督管理部门可以联合公安机关等有关部门共同开展检查。食品药品监督管理部门派出的检查组应当由两名以上检查人员组成，检查组实行组长负责制。检查人员应当是食品药品行政执法人员、依法取得检查员资格的人员或者取得本次检查授权的其他人员。

（5）检查结果的处理　根据飞行检查结果，食品药品监督管理部门可以依法采取限期整改、发告诫信、约谈被检查单位、监督召回产品、收回或者撤销相关资格认证、认定证书，以及暂停研制、生产、销售、使用等风险控制措施。风险因素消除后，应当及时解除相关风险控制措施。食品药品监管总局组织实施的飞行检查发现违法行为需要立案查处的，可直接组织查处，也可以指定被检查单位所在地食品药品监管部门查处。地方各级食品药品监管部门组织实施的飞行检查发现违法行为需要立案查处的，原则上应当直接查处。由下级食品药品监管部门查处的，组织实施飞行检查的食品药品监管部门应当跟踪督导查处情况。飞行检查发现的违法行为涉嫌犯罪的，由负责立案查处的食品药品监管部门移送公安机关，并抄送同级检察机关。

第四节　我国药品管理制度

一、国家基本药物及其分类

1. 国家基本药物的含义

基本药物是适应基本医疗卫生需求，剂型适宜，价格合理，能够保障供应，公众可公平获得的药品。通过此定义可以看出基本药物的特征及需求，需满足绝大多数人防治疾病的需求，剂型要适合，价格可承受，优良的质量，生产满足供应，患者易于获得。

2. 国家基本药物的分类

《国家基本药物目录》中的药品包括化学药品和生物制品、中成药和中药饮片3部分。化学药品和生物制品主要依据临床药理学分类，共417个品种；中成药主要依据功能分类，共268个品种；中药饮片不列具体品种，用文字表述。药品的使用不受目录分类类别的限制，但应遵照有关规定。

二、国家基本药物的遴选原则

国家卫生健康委员会、国家发展和改革委员会、工业和信息化部、财政部等九部委局组成的国家基本药物工作委员会负责协调解决制定和实施国家基本药物制度过程中各个环节的相关政策问题，确定国家基本药物制度框架和国家基本药物目录遴选和调整的原则、范围、程序和工作方案。

1. 国家基本药物遴选原则

《国家基本药物目录管理办法》规定基本药物遴选原则为：①防治必需；②安全有效；③价格合理；④使用方便；⑤中西药并重；⑥基本保障；⑦临床首选；⑧基层能够配备。并且结合我国用药特点，参照国际经验，合理确定品种（剂型）和数量。

2. 遴选、调整要求结合以上原则

国家基本药物目录的制定应当与基本公共卫生服务体系、基本医疗服务体系、基本医疗保障体系相衔接。应当从国家药品标准中遴选基本药物。除急救、抢救用药外，独家生产品种纳入目录应当经过单独论证。以下药品不得纳入目录遴选范围：①含有国家濒危野生动植物药材的；②主要用于滋补保健，易滥用的；③非临床治疗首选的；④因严重不良反应，国家食品药品监督管理部门明确规定暂停生产、销售或使用的；⑤违背国家法律、法规，或不符合伦理要求的；⑥国家基本药物工作委员会规定的其他情况。目录遴选调整应当坚持科学、公正、公开、透明的原则。建立健全循证医学、药物经济学评价标准和工作机制，科学合理地制定目录。广泛听取社会各界的意见和建议，接受社会监督。

课后思考题

1. 简述药品、处方药、非处方药的含义。
2. 简述药品的特性。
3. 简述国家药物政策的概念。
4. 简述国家药物政策的内容。
5. 简述药品监督管理的内容。
6. 简述飞行检查的启动标准。

第七章　突发公共卫生事件应急管理　▷▷▷▷

学习目标

1. 掌握突发公共卫生事件的基本概念及应对策略。
2. 熟悉突发公共卫生事件的分类、分级及特点，突发公共卫生事件应急预案。
3. 了解突发事件应急报告制度和信息发布制度。

第一节　突发公共卫生事件概述

一、基本概念

突发公共卫生事件是指突然发生的，对社会公众健康造成或可能造成严重损害的传染病疫情、群体性不明原因疾病、重大食物和职业中毒以及其他因自然或人为因素引发的严重影响公众健康的事件。

一般来说，人们对突发公共卫生事件的认知和定义是随着认识和实践的深入而不断扩展的。在人类社会早期，突发公共卫生事件主要表现为自然灾害，如地震、洪水等。但随着人类社会的发展到今天，除去原有的自然灾害事件之外，人类社会因为自身发展而带来的大量人为突发公共卫生事件逐渐凸显出来，如重大食品安全事件、重大动物疫情，以及各种有毒物质或化学品泄漏和爆炸等，其造成损害的严重程度逐渐超过了自然灾害，因此逐步将其纳入突发公共卫生事件应急管理的范畴。

二、突发公共卫生事件的分类

突发公共卫生事件按照原因进行分类，一般分为以下四类。

（一）重大传染病疫情

重大传染病疫情是指在集中的时间、地点发生的传染病导致大量的人员感染，其发病率大幅度超过正常的发病水平。

（二）群体性不明原因的疾病

群体性不明原因的疾病是指在一定时间内，相对集中的区域内同时或相继出现多例临床表现基本相似患者，且暂时无法明确诊断的疾病。其致病原因包括传染病、群体性不明原因疾病或某种中毒。

（三）重大食物和职业中毒

重大食物和职业中毒是指由于食物和职业的原因导致的人数众多或者伤亡较重的中毒事件。

1. 食物中毒事件

食物中毒事件是指人食用了含有毒有害物质的食品或被生物性、化学性有毒有害物质污染的食品后出现的急性、亚急性食源性疾患的事件。

2. 职业中毒事件

职业中毒事件是指劳动者因接触粉尘、放射性物质和其他有毒有害物质等因素所导致的突发急性职业病危害事件。

（四）其他严重影响公众健康事件

其他严重影响公众健康事件，主要包括有毒有害化学品、生物毒素等引起的集体性急性中毒事件；有潜在威胁的传染病动物宿主、媒介生物发生异常；医源性感染暴发；药品引起的群体性反应或死亡事件、预防接种引起的群体性反应或死亡事件；严重威胁或危害公众健康的水、环境、食品污染和放射性、有毒有害化学性物质丢失、泄漏等事件；发生生物、化学、核辐射等恐怖袭击事件；上级卫生行政部门临时规定的其他重大公共卫生事件等。

三、突发公共卫生事件的分级

我国根据突发公共卫生事件的性质、危害程度、可控性和影响范围，将其划分为特别重大（Ⅰ级）、重大（Ⅱ级）、较大（Ⅲ级）和一般（Ⅳ级）四个级别，与其对应的预警级别也分为四级，依次用红色、橙色、黄色和蓝色代表。根据事件级别的高低，依次由国务院、省级政府、市级政府和县级政府负责处置。

四、突发公共卫生事件的特点

（一）突发性

事件突然发生，一般是不可预测的，因此需要具备足够的处置能力和物资储备。

（二）公共卫生属性

事件在公共卫生领域发生，具有公共卫生属性，针对的不是特定的人，而是不特定的社会群体。

（三）危害性

对社会公众健康造成重大损害，或者其发展的趋势可能对公众健康造成严重影响。

处理不当甚至会影响社会稳定和经济建设，危及正常的生活和工作秩序。

（四）复杂性

一般造成突发公共卫生事件的原因比较复杂，而其造成的后果也具有复杂性，常常会导致连锁反应。

（五）时效性

由于突发公共卫生事件的突发性和严重性，在紧急情况下如果不能做出有效应对，可能会丧失控制事件和现场救治的最佳机会，因此要在尽可能短的时间内做出果断决策。

（六）全球性

传染病、恐怖袭击及有毒有害物质造成的危害没有地域疆界的之分，而现代化的运输方式也使传染病具备了在世界范围内传播的能力，这种传播能力是不受疆域、国界、种族、文化和社会制度限制的。

第二节　突发公共卫生事件的预防与应急准备

《突发公共卫生事件应急条例》依据《中华人民共和国传染病防治法》和有关法律的规定，对公共卫生突发事件的管理范畴和具体内容进行了制度性的建设，是中国社会危机管理制度史上具有标志性的重要篇章。

一、突发事件应急预案的制定

突发事件应急预案是经一定程序制定的处置突发事件的事先方案。《突发公共卫生事件应急条例》规定："国务院卫生行政主管部门按照分类指导、快速反应的要求，制定全国突发事件应急预案，报请国务院批准。省、自治区、直辖市人民政府根据全国突发事件应急预案，结合本地实际情况，制定本行政区域的突发事件应急预案。"所谓分类指导，是指对不同性质的突发事件制订不同的应急预案；所谓快速反应，是指一旦发生突发事件，应急预案马上可以启动，应急处理机制马上可以做出反应。

全国突发事件应急预案应当包括以下主要内容：①突发事件应急处理指挥部的组成和相关部门的职责；②突发事件的监测与预警；③突发事件信息的收集、分析、报告、通报制度；④突发事件应急处理技术和监测机构及其任务；⑤突发事件的分级和应急处理工作方案；⑥突发事件预防、现场控制、应急设施、设备、救治药品和医疗器械，以及其他物资和技术的储备与调度；⑦突发事件应急处理专业队伍的建设和培训。

二、突发事件预防控制体系

《突发公共卫生事件应急条例》规定："国家建立统一的突发事件预防控制体系。"

（一）突发事件应急知识教育

地方各级人民政府应当依照法律、行政法规的规定，做好传染病预防和其他公共卫生工作，防范突发事件的发生。县级以上各级人民政府卫生行政主管部门和其他有关部门，应当对公众开展突发事件应急知识的专门教育，增强全社会对突发事件的防范意识和应对能力。

（二）监测和预防

县级以上地方人民政府应当建立和完善突发事件监测和预警系统，并确保其保持正常运行状态，对早期发现的潜在隐患，以及可能发生的突发事件应当及时报告。

（三）物资储备

国务院有关部门和县级以上地方人民政府及其有关部门，应当根据突发事件应急预案的要求，保证应急设施、设备、救治药品和医疗器械等物资储备。

（四）医疗急救服务网络

1. 提高医疗卫生机构应对各类突发事件的救治能力

县级以上各级人民政府应当加强急救医疗服务网络的建设，配备相应的医疗救治药物、技术、设备和人员，提高医疗卫生机构应对各类突发事件的救治能力。设区的市级以上地方人民政府应当设置与传染病防治工作需要相适应的传染病专科医院，或者指定具备传染病防治条件和能力的医疗机构承担传染病防治任务。

2. 开展突发事件应急处理相关知识、技能的培训

县级以上地方人民政府卫生行政主管部门，应当定期对医疗卫生机构和人员开展突发事件应急处理相关知识、技能的培训，定期组织医疗卫生机构进行突发事件应急演练，推广最新知识和先进技术。

第三节　突发公共卫生事件报告与信息发布

突发事件的应急报告是有关决策机关掌握突发事件发生、发展信息的重要渠道。只有建立起一套完整的突发事件应急报告制度，并保证其正常运转，才能保证信息的通畅。所以，建立突发事件应急报告制度是领导机关准确把握事件动态，正确进行决策，是有关部门及时采取处理和控制措施的重要前提。《突发公共卫生事件应急条例》规定："国家建立突发事件应急报告制度。"

一、突发事件应急报告主体

（一）突发事件监测机构

突发事件监测机构是指由县级以上各级人民政府卫生主管部门指定的开展突发事件日常监测的机构。这类机构可能根据突发事件的类型不同，被指定在不同的卫生机构中或卫生机构中的不同部门。由于其承担着对突发事件的监测，在发现有规定报告的情形时，应当向所在地县级人民政府卫生行政主管部门报告。

（二）医疗卫生机构

医疗卫生机构包括各级各类疾病控制、卫生监督、医疗、保健等与卫生有关的机构。上述机构在发现有规定报告的情形时，应当向所在地县级人民政府卫生行政主管部门报告。

（三）相关单位

相关单位包括突发事件的发生单位，与群众健康和卫生保健工作有密切关系的机构或者单位。有关单位在发现有规定报告的情形时，应当向所在地上级人民政府卫生行政主管部门报告。

（四）卫生行政主管部门

卫生行政主管部门在接到突发事件监测机构、医疗卫生机构和有关单位的报告后，应当向本级人民政府报告，并同时向上级人民政府卫生行政主管部门和国务卫生行政主管部门报告。国务院卫生行政主管部门对可能造成重大社会影响的突发事件，应当向国务院报告。

（五）县级以上地方人民政府

县级以上地方人民政府在接到突发事件报告后，应当向设区的市级人民政府或者上一级人民政府报告。设区的市级人民政府应当在接到报告后向省、自治区、直辖市人民政府报告。省、自治区、直辖市人民政府接到报告后，应当向国务院卫生行政部门报告突发事件。

二、突发事件应急报告的内容和报告时限

（一）突发事件的报告的内容

突发事件的报告内容包括发生或者可能发生传染病暴发、流行的，发生或者发现不明原因的群体性疾病的，发生传染病菌种、毒种丢失的，发生或者可能发生重大食物和职业中毒事件的。

（二）突发卫生事件的报告时限

根据《突发公共卫生事件应急条例》规定，除省级人民政府向卫生部报告的时限为1小时外，其他每一个环节的报告时限为2小时。卫生部对可能造成重大社会影响的突发事件，应当立即向国务院报告。

三、突发事件通报

《突发公共卫生事件应急条例》要求国务院卫生行政主管部门应当根据发生突发事件的情况，及时向国务院有关部门和各省、自治区、直辖市人民政府卫生行政主管部门以及军队有关部门通报。突发事件发生地的省、自治区、直辖市人民政府卫生行政主管部门，应当及时向毗邻省、自治区、直辖市人民政府卫生行政主管部门通报。接到通报的省、自治区、直辖市人民政府卫生行政主管部门，必要时应当及时通知本行政区域内的医疗卫生机构。县级以上地方人民政府有关部门，已经发生或发现可能引起突发事件的情形时，应当及时向同级人民政府卫生行政主管部门通报。

四、突发事件信息发布

《突发公共卫生事件应急条例》规定："国家建立突发事件的信息发布制度。"国务院卫生行政主管部门负责向社会发布突发事件的信息。必要时，可以授权省、自治区直辖市人民政府卫生行政主管部门向社会发布本行政区域内突发事件的信息。信息发布应当及时、准确、全面。及时、准确、全面地发布突发事件信息，是政府对社会、公众负责的体现，也是有效控制突发事件的一项积极主动的措施。其意义是：①有利于缓解社会的紧张，消除公众的恐惧；②有利于发挥信息主渠道的作用，稳定人心；③有利于动员社会各部门、各方面的力量和广大群众协同行动；④有利于国际间的信息交流和协作。

五、举报制度

隐瞒、缓报、谎报或者授意他人隐瞒、缓报、谎报突发事件，不仅不能反映突发事件的真实情况，而且会失去处理和控制突发事件的最佳时机，导致事态的扩大，严重影响公众健康，对社会、经济秩序造成不良的后果。因此，《突发公共卫生事件应急条例》规定："任何单位和个人对突发事件，不得隐瞒、缓报、谎报或者授意他人隐瞒、缓报、谎报。"

任何单位和个人有权向人民政府及其有关部门报告突发事件隐患，有权向上级人民政府及其有关部门举报地方人民政府及其有关部门不履行突发事件应急处理职责，或者不按照规定履行职责的情况。接到报告、举报的有关人民政府及其有关部门，应当立即组织对突发事件隐患、不履行或者不按照规定履行突发事件应急处理职责的情况进行调查处理。对举报突发事件有功的单位和个人，县级以上各级人民政府及其有关部门应当予以奖励。国家公布统一的突发公共卫生事件报告、举报电话。

第四节 突发公共卫生事件应急处理

一、突发公共卫生事件处理方针和原则

根据《突发公共卫生事件应急条例》的规定，处理突发公共卫生事件应当遵循预防为主、常备不懈的方针。在这一方针的指导下，《突发公共卫生事件应急条例》规定处理突发公共卫生事件应当贯彻统一领导、分级负责、反应及时、措施果断、依靠科学、加强合作的原则。

二、应急预案的启动

突发事件发生后，卫生行政主管部门应当组织专家对突发事件进行综合评估，初步判断突发事件的类型，提出是否启动突发事件应急预案的建议。在全国范围内或者跨省、自治区、直辖市范围内启动全国突发事件应急预案，由国务院卫生行政主管部门报国务院批准后实施。省、自治区、直辖市启动突发事件应急预案，由省、自治区直辖市人民政府决定，并向国务院报告。应急预案启动后，突发事件发生地的人民政府有关部门，应当根据预案规定的职责要求，服从突发事件应急处理指挥部的统一指挥，立即到达规定岗位，采取有关的控制措施。医疗卫生机构、监测机构和科学研究机构，应当服从突发事件应急处理指挥部的统一指挥，相互配合、协作，集中力量开展相关的科学研究工作。

三、应急处理措施

（一）突发事件的评价

省级以上人民政府卫生行政主管部门或者其他有关部门指定的突发事件应急处理专业技术机构，负责突发事件的技术调查、确证、处置、控制和评价工作。国务院卫生行政主管部门或者其他有关部门指定的专业技术机构，有权进入突发事件现场进行调查、采样、技术分析和检验，对地方突发事件的应急处理工作进行技术指导，有关单位和个人应当予以配合。任何单位和个人不得以任何理由予以拒绝。对新发现的突发传染病不明原因的群体性疾病、重大食物和职业中毒事件，国务院卫生行政主管部门应当尽快组织力量制定相关的技术标准、规范和控制措施。

（二）法定传染病的宣布

国务院卫生行政主管部门对新发现的突发传染病，根据危害程度、流行强度，依照《中华人民共和国传染病防治法》的规定及时宣布为法定传染病。宣布为甲类传染病的，由国务院决定。

（三）应急物资的生产、供应和运送

突发公共卫生事件发生后，国务院有关部门和县级以上地方人民政府及其有关部门，应当保证突发公共卫生事件应急处理所需的医疗救护设备、救治药品、医疗器械等物资的生产、供应；铁路、交通、民用航空行政主管部门应当保证应急物资的及时运送。

（四）人员和物资的调集

根据突发事件应急处理的需要，突发事件应急处理指挥部有权紧急调集人员、储备的物资、交通工具以及相关设施、设备。

（五）交通工具上传染患者的处理

交通工具上发现根据国务院卫生行政主管部门规定的需要采取应急控制措施的传染病患者、疑似传染病患者，其负责人应当以最快的方式通知前方停靠点，并向交通工具的营运单位和县级以上地方人民政府卫生行政主管部门报告。卫生行政主管部门接到报告后，应当立即组织有关人员采取相应的医学处置措施。对于交通工具上的传染病患者密切接触者，由交通工具停靠点的县级以上各级人民政府卫生行政主管部门或者铁路、交通、民用航空行政主管部门，根据各自的职责，依照法律规定，采取控制措施。涉及国境口岸和入出境的人员、交通工具、货物、集装箱、行李、邮包等采取传染病应急控制措施的，依照国境卫生检疫法律、行政法规的规定办理。

（六）人员和疫区的控制

突发公共卫生事件应急处理指挥部根据突发公共卫生事件应急处理的需要，可以对食物和水源采取控制措施，必要时，对人员进行疏散或者隔离，并可以依法对传染病疫区实行封闭。对传染病暴发、流行区域内流动人口，突发事件发生地的县级以上地方人民政府应当做好预防工作，落实有关卫生控制措施。对传染病患者和疑似传染病患者，应当采取就地隔离、就地观察、就地治疗的措施，对需要治疗和转诊的，应当依照有关规定执行。县级以上地方人民政府卫生行政主管部门应当对突发公共卫生事件现场等采取控制措施，宣传突发公共卫生事件防治知识，及时对易受感染的人群和其他易受损害的人群采取应急接种、预防性投药、群体防护等措施。

课后思考题

1. 突发公共卫生事件应急预案应包含哪些内容？
2. 你认为目前我国的公共卫生应急管理制度还有哪些问题需要完善？

第八章　　卫生服务社会营销管理 ▷▷▷▷

学习目标

1. 掌握社会营销的基本概念。
2. 熟悉社会营销在卫生领域的应用，卫生服务社会营销策略。
3. 了解社会营销与市场营销的区别。

第一节　　卫生服务社会营销概述

社会营销（social marketing）是一种运用商业营销手段实现社会公益目的或者运用社会公益价值推广商业服务的解决方案，其通过使用市场营销的原理与技术影响目标受众，让他们自愿地接受、拒绝、改变或放弃某种行为，从而促进个人、集体或社会整体利益。

一、社会营销的产生

"社会营销"一词最早出现于 1971 年，是由菲利普·科特勒和杰拉尔德·泽尔曼提出的。过去十几年中，在世界各国的政府部门、公立和私营机构的支持下，社会营销在世界各地的许多国家得以迅速发展，尤其是在解决各种社会问题的过程中发挥着重要的作用，这从其在预防接种、卫生与健康等公共服务领域得到的大力推崇可见一斑。我国从 20 世纪 90 年代中期引入社会营销这一概念，并进行了初步的探索与应用。

最初提出的社会营销是指运用市场营销的原理和技巧倡导某个社会活动、观念或行为。随后该术语的意思逐渐演变为社会变革管理科学，具体指设计、实施和控制变革运动，实现在一个或几个目标接受者群体中提高某种社会观念或实践的接受程度的目的。社会营销利用市场细分、消费者调查、产品概念开发和测试，针对性交流、便利设施、鼓励手段和交换理论的概念，追求目标接受者反应程度的最大化。其原动力就是发起者相信这种变革有利于实现个人或社会的最大利益。

目前国内有些学者把对社会营销的认识局限在市场营销的社会作用层面，认为社会营销观念就是强调企业在进行市场营销活动时，应做到企业、消费者、社会三者利益的统一，市场营销负有社会责任，企业在进行营销管理决策，开展市场营销活动过程中，必须考虑对社会的影响。这有利于提高企业名誉度、顾客忠诚度，进而提高企业市场竞争力。

（一）社会营销与市场营销的区别

1. 目的不同

社会营销旨在促进社会变革运动的成功，即说服目标接受者接受、调整或放弃某些观念、态度、习惯和行为，最终使某些社会问题得以解决，实现整个社会福利的改进，受益的并非营销组织本身。而市场营销的各项活动旨在促进产品销售的增加，通过改变消费者的信念、态度和价值观，以达到提高企业产品市场占有率，实现本企业利润最大化。

2. 实施的主体不同

社会营销是由试图发动一场社会变革的发起人实施的，变革发起人可以是个人、组织或者联盟；市场营销的实施则是由某种特定产品或某种特定栏目的提供者进行的。这些提供者通常是盈利性的企业。

3. 营销的客体不同

社会营销的客体主要是无形的社会产品。主要有三种类型：社会观念、实践和有形物，这里的有形物只是实现某个社会行为的工具，如防御性驾驶运动中的安全带等。市场营销的客体则是本企业提供的，满足消费者需求和欲望的有形商品或无形的劳务，而这些商品或劳务的市场结构常常是竞争性的。

4. 面临的竞争不同

营销客体的不同特征决定了社会营销和市场营销所面临的竞争不同，市场营销的竞争来自于其他品牌的产品和劳务，以及其潜在的替代品；而社会营销的竞争则是来自于不鼓励行为的产生。例如在加拿大反滥用毒品的运动中，竞争不是来自于其他反滥用毒品行为，而是来自于滥用毒品行为（表8-1）。

表 8-1　社会营销与市场营销的区别

类别	社会营销	市场营销
目的	以社会价值为出发点	以经济价值为出发点
主体	个人、组织或者联盟	营利性组织
客体	无形的社会产品	有形的商品或无形的劳务
竞争	不鼓励行为	其他品牌

二、卫生服务社会营销

卫生服务社会营销是指针对与健康相关的社会问题，比如滥用毒品、吸烟、艾滋病、肥胖、健康公益意识淡薄等，运用市场营销原理和方法，使目标群体改变旧有观念，采取有益于健康的行为，同时以合理的价格和方式提供有形产品来维持和巩固观念和行为的变化，达到增进社会福利和社会公益目的的社会营销活动，或者可以说是社会营销理论与方法在卫生领域的具体运用。

在公共卫生领域，社会营销应用十分广泛，特别是在中低收入国家和地区，这些国家和地区通常面临比较严重的公共卫生问题和资源短缺的约束，国际和国内组织的资助为解决这些问题提供了机会和资源。在很多国家社会营销被用来推广健康观念和生活方式，提供相应的产品和服务。在公共卫生领域资源短缺的国家开展社会营销项目的目标就是鼓励人们采纳更健康的行为，通过运用营销方法，提高人们对健康产品和服务的利用，使中低收入人群可以免费得到或仅需支付较低费用获得所需产品和服务，从而支持他们对自身观念和行为的改变。

第二节　卫生服务社会营销管理实施

医院是提供医疗服务的场所，属于特殊服务行业，随着我国社会经济发展和人们生活水平提高，人民群众的医疗保健需求，无论从物质还是精神层面上都有了新内涵。鉴于医疗服务的特殊性，医院在开展卫生服务社会营销过程中，应树立以下社会营销管理实施办法。

目标接受者营销理念是以"目标接受者的需求是不同""产品或服务最终要满足目标接受者需求"为理论基础，建立以目标接受者的消费心理和行为日益多元化、差异化、个性化为基础的营销模式。按照马斯洛的需求层次理论，人的需求可以分为 5 个层次，最底层的是生理需求，其次是安全需求，只有满足了基本的生理需求和安全需求以后，才能开始考虑社会需要和尊重的需要。从医疗服务的角度来看，这几个方面的需求是和经济条件相对应的。同时患者也希望医院的服务稍微好一点，而且希望就医环境干净舒适，那么经济条件好的患者则可以有更多的选择。他们希望治好疾病，同时希望能够享受到高端的服务、特别的护理、先进的设备和技术、知名的专家等附加价值。因此医院可以提供个性化的服务，注重每位患者的情绪变化和情感需求，应该是具体的和面面俱到的服务，针对不同个体突出人格个性特点进行情感关怀。

医院给目标接受者提供医学信息咨询服务，目标接受者一旦被确诊患有某种疾病，尤其危及生命的疾病，大多数目标接受者及家属由于对病因病理等缺乏了解，会产生不安甚至绝望的情绪，这是一种正常的心理反应。此时目标接受者会想方设法寻求与该疾病有关的信息。通过医院为目标接受者提供相关信息咨询，使其尽快了解其病因、病例及有关该疾病疗法的国内外情况，有助于减轻目标接受者及家属不必要的顾虑，降低医生和患者双方掌握医学信息的不对称性，稳定了目标接受者的情绪，增强了其康复的信心，使之积极的配合医生的治疗。

医院应该注重医疗服务的有形宣传。比如开办患者阅览室，患者阅览室是患者及其家属调整生活方式、缓解精神压力、寻求医疗信息及医学知识的环境。阅览室内可放置有益心理健康，普及医学知识的书刊，学科馆员可在患者或家属阅读活动中，根据需要随时提供咨询服务。开办"读书角"，最好设在病房的某一闲置空间处，既要防止交叉感染，又要方便患者及家属阅读，应较多放置与该科室相应的书刊杂志。定时定点提供咨询服务，虽然定时定点，但咨询内容范围不受限制，以既满足患者需求，又方便患者为原则。

第三节　卫生服务社会营销策略

营销策略是现代营销中一个最基本的概念，指组织可以控制的一组营销变量，企业或者服务机构可以混合运用这些变量以实现其营销目标。卫生服务社会营销策略是卫生服务机构为了市场占有率，针对接受卫生服务对象的需求，在综合考虑环境及卫生服务机构自身条件等因素的基础上，对卫生服务机构的可控因素进行优化组合，以实现卫生服务机构的营销目标。卫生服务社会营销策略的要素一般地概括为四类：产品、价格、渠道、促销，即 4Ps 理论。

一、产品

在社会营销中，产品是指所推销的东西、目标行为方式及这种行为方式为目标群体所带来的收益。卫生服务产品是卫生服务机构提供给服务对象用于满足其健康需要的任何物品，包括医疗、保健、康复、咨询等服务项目，以及这些服务的最终结果。作为服务产品，必须要考虑提供服务的范围、服务质量、服务水平、服务承诺以及追踪服务等。因此要加强服务产品创新。

（一）创造服务需求

通过与目标接受者保持和维护双方良好的互惠互利关系，通过提供良好的服务可以使发起者及时得到反馈的信息，发掘对其服务与其销售具有重要价值的机会。

（二）开发服务新产品

发起者的整个经营活动要以目标接受者的价值为目的来满足目标接受者的需求及在服务产品的各个方面，以便利目标接受者为原则，及时研究目标接受者购买后的感受，调整发起者的经营目标，开发出目标接受者最需要的新产品、服务及服务的最终结果。最大限度地使目标接受者满意，最终培育目标接受者对服务的高度忠诚。

二、价格

价格是营销组合中最活跃的一个因素，同时又是市场营销组合中最难以确定的因素，在制定卫生服务价格时，必须以我国的现实国情为基础。近几年来我国卫生保健服务费价格指数的增长幅度一直高于居民消费价格总指数的增长幅度 7 ～ 10 个百分点，并且运行态势有时与居民消费价格总指数背道而驰。

（一）卫生服务产品价格结构不合理

我国卫生服务产品价格结构不合理的原因，一方面是医生知识性服务的医疗项目价格偏低，另一方面是许多大型高档医疗设备的检查费用标准偏高。卫生服务价格领域存在的问题很大，这是由于我国在价格制定和调整，以及制度规范方面存在较大的不合理性，基本医疗服务以公共产品的形式向社会提供，以及"医药分开"的概念，意味着未来卫生服务的价格形成机制将较之前发生较大的改变。

（二）卫生服务产品定价因素复杂

制定卫生服务产品的价格是一项复杂的工作，涉及多种因素，包括政府可以控制的因素和无法控制的因素，这些因素交织在一起，形成错综复杂的定价环境。在制定医疗服务价格时，应以成本为基础，兼顾价格需求弹性等要素的变化。在制定的程序上，应由医院、卫生部门和物价部门根据地区的实际经济发展状况，共同制定卫生服务产品价格。卫生服务产品的定价可以采用需求导向定价、竞争导向定价和成本导向定价，在此基础上，还可根据产品需求的波动和不同的地理细分市场等要素，采取不同的定价手段。卫生服务机构在制定服务价格策略时，要考虑到该机构的营销战略。卫生服务机构整体性的营销战略，意味着企业营销策略中任何战略的制定和贯彻执行都要同企业的营销战略目标相一致，价格决策也不例外。企业在确定卫生服务产品价格时必须要考虑以下三个要素：①产品的市场定位；②卫生服务产品的生命周期；③价格的战略角色。另外，卫生服务机构在进行服务营销时，应该在不同的地点，采取不同的价格策略。

三、渠道

在社会营销理论中，社会营销的渠道战略是尽可能的为目标接受者提供更便利和合理的方式，方便他们接收到产品。由于目标接受者对疾病的感知是缓慢和不明显的，因此对于大部分农村和贫困患者，他们并不会主动到医院就诊。而卫生服务社会营销中的分销渠道是使社会产品达到目标接受者的通道，它是使社会营销的有形产品或服务被送达目标接受者的一整套相互依存的组织网络。与传统商业营销不同，卫生服务社会营销通常侧重于贫困落后、购买力低下或者对某一公共问题认识不足的地区或人群。

社会营销工作者的目标在于使目标接受者能够尽可能便利、愉快地实施目标行为并获得有形产品，即接受服务。包括服务网点的位置、目标接受者到网点的便利程度、居民与网点的沟通方式等。科学、合理布局服务网点是搞好卫生服务工作的关键。常用的卫生服务社会营销渠道如下。

1. 网络预约系统：提醒复诊、网上预约、网络资讯、满意度评价。
2. 开通短信、微信、QQ 群交流平台：定期推送健康信息，建立起医患交流桥梁。
3. 电话随访和电话咨询：指导患者自我护理。定时跟踪回访，获得服务评价。
4. 居家服务：对于行动不便的患者，医院可以派遣专科医生到患者家属服务。
5. 社区服务：社区筛查作为主要渠道，通过社区筛查可以得到更多的患者。

四、促销

促销是通过活动来促进目标接受者了解这些观念。卫生服务社会营销采用商业营销所采用的手段，注重面对面的交流。卫生服务社会营销工作者要制定传播计划来促销产品，并努力使目标接受者接受产品。对整体目标接受者，最有效的方法是利用大众传媒，而对于个体目标接受者，更适合采用直接促销法。

（一）加大品牌推广力度

通常品牌形象的高低能够影响接受者对服务者的看法。良好的品牌形象可以深化接受者对于服务者水平的信任。

（二）扩大社会影响力

主动参与社会公益事业，通过举办公益宣传、志愿者活动、商业实践等具体活动，不仅可以引导社会公众的理性舆论，而且还能得到国家的政策扶持，构成一种高效有力的传播方式。

（三）组建小型医疗队

深入居民区开展疾病预防、保健和康复等方面的讲座和咨询活动，还可以为一些体弱多病的老人和贫困居民提供免费的全方位体检服务。可以将营销与社会公益活动结合起来，树立良好的公益形象。

第四节　卫生服务社会营销相关问题

一、培养卫生服务社会营销意识

（一）提高卫生服务营销人员的素质

卫生服务销售人员除需具备专业的医药相关知识外，还需具有极高的情商和执行、沟通能力。每时每刻都能让客户感受到友好、体贴，需要具备随机应变的高情商和沟通能力。

（二）实施内部营销策略

卫生服务机构在卫生服务社会营销中不能仅仅局限在和顾客之间的外部营销，还需要重视对员工的内部营销。由于情感具有传导性，没有满意的员工也就没有真正满意的顾客。

（三）不断提升服务营销人员的服务技能

卫生服务机构管理人员应组织人员对服务过程和服务质量进行回顾检查，定期召集例会，寻找服务的缺失点与不足点，并投入资源积极改进，力求带给客户超过期望的服务。

二、建立卫生服务社会营销绩效评价体系

卫生服务社会营销绩效的评价体系是一个整体的概念，包括三个层面的内容：

第一是对卫生服务体系的社会营销绩效评价，以及政府对卫生服务体系的各亚体系工作进行全面考核，如公共卫生服务体系、药品供应保障服务体系和卫生监督与医政管理体系等方面的社会营销绩效考核。

第二是对医疗卫生机构的社会营销绩效的评价，主要包括对医院和基层医疗卫生服务机构的社会营销绩效的评价。医疗卫生机构的社会营销手段是多种多样的，并且随着时代的进步而不断发展变化，从传统的一对一提供卫生服务，发展到通过医疗机构全体人员方方面面工作的开展，营造良好的就医氛围。

第三是对医疗卫生机构内提供医疗卫生服务团队的社会营销绩效进行评价，通过对患者提供优质的医疗卫生服务，帮助患者恢复健康，通过服务的提供过程，得到患者的认可，从而起到团队社会营销的作用。

所有层次的评价工作都由上级主管部门实施，虽然评价内容、评价方法、评价指标等各不相同，但在评价实施过程中涉及的要素、管理理念和方法等都是一致的。

课后思考题

1. 社会营销与市场营销的区别。
2. 卫生服务社会营销策略包括哪些内容？

第九章　卫生法律制度与监督 ▷▷▷▷

学习目标

1. 掌握卫生法的概念和特征、基本原则、行政责任的承担方式、卫生监督的概念和特征。

2. 熟悉卫生监督的分类、卫生法的制定和实施。

3. 了解卫生法律制度、卫生监督体制。

第一节　卫生法基础理论

一、卫生法的概念

卫生法又可称为卫生法规或卫生法律制度，是指由国家制定或认可，并由国家强制力保证实施的，旨在调整和保护人体生命健康的卫生活动中形成的各种社会关系的法律规范的总称。

卫生法的概念可以从广义和狭义来理解。其中狭义的卫生法，专指由全国人民代表大会及其常务委员会制定的各种卫生法律，而广义的卫生法，不仅包括上述各种卫生法律，而且还包括被授权的其他国家机关制定的从属于卫生法律的、在其所辖范围内普遍有效的卫生法规和规章，以及《中华人民共和国宪法》和其他规范性法律文件中涉及卫生领域的内容。

卫生法的概念包括以下两层含义。

（一）卫生法的调整对象是卫生社会关系

卫生法的调整对象是指以卫生法律调整的社会关系。卫生社会关系是多种多样的，可以按照法律的性质不同划分为两大类：一类是卫生行政关系，一类是卫生民事关系。其中卫生行政关系是指经卫生法确认，具有行政意义上的以权利和义务为内容的社会关系。在通常情况下，在这种纵向的法律关系当中，卫生行政部门总是卫生行政关系其中一方。卫生民事关系，是指经卫生法确认，具有民事意义上的以民事权利和民事义务为内容的社会关系。卫生民事关系形成于卫生服务过程，由相应的卫生法加以规范。在这种横向的卫生民事关系中的民事主体的法律地位一律平等。

（二）卫生法是卫生法律规范的总和

卫生法在形式上，是由宪法、法律、行政法规等众多的法律文件所构成，是卫生法律规范的总和，并没有统一的法典，因此，并不能像民事法律那样制定统一的《中华人民共和国民法典》来调整，这也是由其自身的特殊性所决定的。我国的卫生法律体系中包含一系列调整卫生社会关系的法律规范。卫生法律规范可以分成两大组成部分：一部分是由全国人大及其常委会制定的卫生法律，享有立法权的其他国家机关制定的行政法规和规章；另一部分是散见于其他法律、行政法规和规章中的有关卫生法律方面的规定。

目前，我国的主要卫生法律有《中华人民共和国传染病防治法》《中华人民共和国精神卫生法》《中华人民共和国母婴保健法》《中华人民共和国人口与计划生育法》《中华人民共和国食品安全法》《中华人民共和国药品管理法》《中华人民共和国基本医疗卫生与健康促进法》《中华人民共和国医师法》等。

主要的卫生行政法规有《医疗器械网络销售监督管理办法》《人体器官移植条例》《消毒管理办法》《化妆品生产经营监督管理办法》等。

二、卫生法的特征

卫生法是我国社会主义法律体系中的组成部分，因此它具有法律的基本特征，如规范性、强制性、国家意志性等。同时，由于卫生法是以围绕人体健康生命权益而产生的各种社会关系为调整对象，它必然要受到自然规律和科学技术发展水平的影响。因此，和其他法律部门相比，卫生法又具有自己独有的特点。

（一）卫生法以保护人体健康为直接目的

任何法律的制定都必须有明确的目的，卫生法也不例外。卫生法立法宗旨是确立和保护公民的生命健康权利。公民的生命健康权是人的一项最基本的权利，所有其他权利的实现都基于生命健康权。因此，卫生法以保障公民的生命健康权为直接目的，它关系到每一个人的切身利益，关系一个人从出生到死亡的全过程。《中华人民共和国宪法》中规定"保护人体健康"等内容，其他卫生法律中也都以保护公民的健康权利为根本宗旨。

（二）卫生法具有调整内容的广泛性和调整方法的多样性

卫生法调整内容十分广泛，涉及社会生活的多个领域：如疾病预防、治疗和控制；医疗机构的管理、卫生技术人员的管理、健康相关产品的管理；公共场所的管理；食品、药品、医疗器械的管理；医疗技术临床应用的管理；母婴保健的管理等。这些涉及的诸多法律文件中，具体内容涉及了多方主体，在法律责任的承担方式上包括民事责任、行政责任和刑事责任。因此卫生法的调整方法具有多样性，是行政法律规范和民事法律规范相结合的法律，既采用纵向的行政手段调整卫生行政管理活动中产生的社会关系，又采用横向的民事手段调整在卫生服务中的权利义务关系，从其规范的性质上看，卫生法是一种强制性规范和任意性规范相结合的法律。

（三）卫生法规范和促进医学科学技术的发展

医学科学技术是卫生法存在的基础，反之，卫生法的制定和实施又可以促进医学科学技术的发展，卫生法是法律的分支，又与医学密切相关，是两者结合的产物。从医学实践中总结出来的反映客观规律的医学技术成果不断被卫生法所吸收。卫生法的内容中又涵盖了大量的医学技术成果，这不仅提高了卫生法律、法规的质量，也体现出其科学性。

三、卫生法的基本原则

卫生法的基本原则是指贯穿于卫生法律和法规中，对调整保护人体生命健康等活动过程中所发生的各种社会关系具有普遍指导意义的准则。卫生法的基本原则是卫生立法的基础，是卫生法所确认的卫生社会关系主体及其卫生活动必须遵循的基本准则，在卫生司法活动中起指导和制约作用。

（一）尊重和保护人体生命健康权原则

尊重和保护人体生命健康原则，是指公民每个人都依法享有改善卫生条件、获得基本医疗的权利，以增进身体健康、延长寿命、提高生命质量。这就要求一切与公民生命健康相关的活动都要遵循这一准则，开展卫生活动要从全体公民利益出发，保护人体健康，人人享有卫生保健，这不仅是要求任何人不得侵犯他人的生命健康权，更是国家责无旁贷的责任和义务，任何主体都必须将尊重和保护人体生命健康权放在其行为和活动的首位，一切相关的卫生活动必须以这一原则展开。

（二）预防为主原则

预防为主原则是由卫生工作性质所决定的。预防的本质在于各方主体积极主动地同疾病作斗争；预防的目的在于建立和改善合乎生理要求的生产和生活环境，保护人体健康，防止疾病的发生和流行。根据这一原则，我国先后制定了有关妇幼保健、生殖健康、传染病防治、食品安全等相关法律法规，并建立了相应的组织机构。无病防病，有病治病，防治结合，是预防为主的总要求。预防为主是我国卫生工作根本方针，也是卫生立法及执法必须遵循的一条重要原则。

（三）国家卫生监督原则

国家卫生监督原则，是指卫生行政主体对其管辖范围内的有关单位和个人贯彻执行国家卫生法律、法规、规章的情况所进行的监察督导。卫生监督包括医疗服务监督、药品监督、食品监督等。为了体现和实现这一原则，卫生法对各级各类卫生监督机构的设置、任务、职责、管理、监督程序及对违法相对人的处罚种类、裁量标准、处罚程序及执法文书等一系列问题作了明确规定，要求卫生监督人员准确适用法律，严格依法办事。

（四）中西医协调发展原则

中医药是包括汉族和少数民族医药在内的我国各民族医药的统称，我国的中医药有着数千年的历史，是我国各族人民在长期同疾病进行斗争中的经验总结；西医药是随着现代科学技术发展起来，是现代科学的重要组成部分。中西医协调发展原则，是指从大健康、大卫生的角度出发，坚持中西医并重，须将中医药融入卫生与健康所有政策，推动中医药与西医药相互补充、协调发展。在《"健康中国2030"规划纲要》中指出，突出发挥中医药在治未病中的主导作用、在治疗重大疾病中的协同作用、把握疾病康复过程中的核心作用。在对疾病的诊疗护理中，正视两者关系，不仅要认真学习和运用西医药，努力发展和提高现代医学科技水平，还必须努力继承和发展祖国传统医药学遗产，运用现代科学技术知识和方法对其加以研究、整理、挖掘，把它提高到现代科学水平，从而使中西两个不同理论体系的医药学互相取长补短、协调发展以共同造福人类。

第二节　卫生法律制度与监督基本理论

一、我国的卫生法律制度

卫生法律制度属于上层建筑，与国家经济社会发展的进程紧密相连；同时，卫生法律制度建设又是社会主义法制建设的重要组成部分，与国家法制建设进程紧密相连。新中国建立以来，我国卫生法律制度建设，大体上经历了如下几个重要时期。

新中国成立初期至20世纪60年代中期。这一时期，可以称之为我国卫生法律制度建设的探索阶段。新中国成立伊始，党和国家面临百废待兴的局面，比较重视运用政策、法律等手段促进包括卫生事业在内的各项事业的发展。特别是把关心和保障人民群众的身体健康和生命安全放在突出位置，及时制定了"预防为主""面向工农兵""中西医结合""卫生工作与群众运动相结合"的四大卫生工作方针，并以此为依据先后制定了一系列卫生法律、行政法规。在《中国人民政治协商会议共同纲领》中就明确规定："提倡国民体育，推广卫生医药事业，并注意保护母亲、婴儿和儿童的健康。""逐步实行劳动保险制度。保护青工女工的特殊利益。实行工矿检查制度，以改进工矿的安全和卫生设备。"1954年《中华人民共和国宪法》第九十三条进一步规定："中华人民共和国劳动者在年老、疾病或丧失劳动能力的时候，有获得物质帮助的权利。国家举办社会保险、社会救济和群众卫生事业，并且扩大这些设施，以保证劳动者享受这种权利。"这些规定，为我国卫生领域的法律制度建设提供了《中华人民共和国宪法》依据。这一阶段，我国在卫生法律制度建设方面进行了积极而有效的探索，先后制定了《医师暂行条例》《传染病管理办法》《中华人民共和国国境卫生检疫条例》等，将我国卫生事业的发展纳入法制的轨道，为我国卫生法律制度建设的进一步发展奠定了初步的基础。

党的十一届三中全会至今。这一时期，是我国卫生法律制度建设的快速发展阶段。1982年《中华人民共和国宪法》第二十一条规定："国家发展医疗卫生事业，发展现代医药和我国传统医药，鼓励和支持农村集体经济组织、国家企业事业组织和街道组织举办各种医疗卫生设施，开展群众性的卫生活动，保护人民健康。"第四十五条规定："中华人民共和国公民在年老、疾病或者丧失劳动能力的情况下，有从国家和社会获得物质帮助的权利。国家发展为公民享受这些权利所需要的社会保险、社会救济和医疗卫生事业。"

随着我国社会主义市场经济体制的逐步建立和发展，卫生体制改革的不断深化，卫生法律制度建设取得了长足的发展。我国先后制定颁布了《中华人民共和国药品管理法》《中华人民共和国传染病防治法》《中华人民共和国食品安全法》《中华人民共和国基本医疗卫生与健康促进法》《中华人民共和国医师法》等；相关部门制定了多部部门规章；省、自治区、直辖市和较大的市制定了一系列有关医药卫生方面的地方性法规、规章。我国的卫生领域基本上做到了有法可依，卫生事业走上了法治化的轨道，为保障公民身体健康和生命安全、为医学科学和卫生事业的发展提供了有效的法律保障。

二、卫生监督

（一）卫生监督的概念

卫生监督，是指卫生行政主体依据卫生法律、法规的规定对公民、法人和其他组织从事与卫生有关事项进行行政许可，对执行卫生法律规范的情况进行监督检查，并对其违法行为进行行政执法活动。卫生监督的目的是行使国家卫生职能，实现国家对社会卫生事务的行政管理，保护人民的生命健康，维护国家卫生法制的统一和尊严。

在卫生监督法律关系中，卫生监督的主体是卫生行政部门或法律法规授权的卫生监督机关。卫生行政部门设立卫生监督机构，卫生监督员行使卫生监督职责。卫生监督的对象是卫生监督相对人，包括公民、法人和其他组织。

（二）卫生监督的特征

1. 法定性与授权性

卫生监督实际上是卫生监督主体为了管理社会卫生事务，保障人民的身体健康，正确行使卫生管理方面的职权。这种行为是依照国家法律和法规规定行使的。

2. 行政性与技术性

卫生监督同一般的行政执法相比，具有很强的专业技术性，这是因为卫生法律、法规中涉及人体生命健康这一特定对象，因此需要运用自然科学和现代科学技术手段。

3. 广泛性与综合性

由于影响到人体生命健康的因素是多方面的，因此，相关法律规范纷繁复杂，并且这些法律规范之间相互渗透，涉及社会生活的方方面面。

4. 强制性与教育性

卫生监督具有惩罚强制性的法律属性，在卫生法律责任中的各种惩罚性措施，同样也起到教育性的目的。

5. 健康权与合法权益保护性

卫生监督在保障国家、团体和公民个人在特定的社会经济生活中，有关卫生方面的合法权益不受侵害；防止各种有毒有害的因素对人体健康的影响和危害，以保障人们在良好的生理及心理状态下进行生活、工作、学习及劳动。

（三）卫生监督的分类

卫生监督的分类可以按不同的标准进行不同的分类。按卫生监督的行为方式，可分为羁束卫生监督和自由裁量卫生监督；依职权卫生监督和依申请卫生监督；要式卫生监督和非要式卫生监督。按卫生监督的过程分为预防性卫生监督和经常性卫生监督。

1. 预防性卫生监督

预防性卫生监督又称设计卫生审查，是指卫生监督主体依据卫生法律法规对食品、药品、化妆品、公共场所、医疗机构等新建、改建、扩建的建设项目的设计方案（包括任务书和图纸资料）进行卫生学审核，做出卫生学评价，竣工后进行验收，发现卫生问题及时研究解决。通过预防性卫生监督，督促各有关单位在规划、选址、设计、施工时切实贯彻国家的有关卫生标准、条例和法规，从而防止工程建成后污染环境，影响居民健康，保证各项工程建设符合卫生学要求。它是卫生监督主体实施卫生许可的前提条件，是审查许可申请人是否具备或符合条件的根本保证。

2. 经常性卫生监督

经常性卫生监督是指卫生监督主体依据卫生法律法规对卫生监督的相对人是否遵守卫生法律法规和规章的情况进行日常的监管活动。具体内容包括对是否取得法定资格的情况进行监管，如卫生许可证、健康证、执业证书等；对自身管理的情况进行监管，如卫生制度的制定及其落实情况；对卫生设施的配置、使用及维护情况的监管；对生产过程的监管；对产品质量及包装、广告情况的监管；对环境及卫生情况的监管等。

（四）卫生监督依据及手段

1. 卫生监督依据

卫生监督依据是指卫生监督活动借以成立的法律根据。它既包括卫生法律法规、卫生标准，还包括相关法律解释及卫生政策。卫生监督依据是卫生监督活动借以成立的法律根据，因此卫生监督人员在卫生监督工作中想要做到正确、合法，就必须能掌握相关内容，即弄清和掌握卫生监督的依据所在，从而在实际工作中能运用现行标准，掌握证据收集的原则和方法，真正做到依法行政。

2. 卫生监督手段

卫生监督手段是指卫生监督主体在贯彻卫生法律法规、实施卫生监督过程中所采取的方法和措施。主要包括卫生法制宣传教育、卫生行政许可、卫生监督检查、卫生行政奖励、卫生行政处罚和卫生行政强制。

（五）卫生监督程序

卫生监督程序是指卫生监督主体发生卫生监督行为的形式、方法、步骤、顺序和期限。具体来说就是卫生监督主体依法行使职权的时间和空间的表现形式。它是卫生监督运行机制的规则，是卫生行政程序的重要组成部分，与卫生监督行为的实体内容相对应。卫生监督程序具有法定性、有序性和制约性的特征。主要包括预防性卫生审查程序、卫生行政许可程序、卫生监督检查程序、卫生行政处罚程序卫生行政强制程序。

（六）卫生监督调查取证

卫生监督调查取证是指有管辖权的相关政府部门对决定立案处理的卫生行政违法案件，为查明案件的违法事实真相而依法进行的专门调查、获取证据和采取强制措施的活动。在调查取证中，应当遵循公开、合法、迅速及时、客观全面以及回避的原则。

（七）卫生监督责任与稽查

1. 卫生监督责任

卫生监督责任是指卫生监督机构及其卫生监督人员因违法行为或行政不当行为，违反其法定义务和职责，侵犯了公民、法人和其他组织的合法权益，应依法承担的后果。卫生监督责任的构成要件包括卫生监督主体已构成行政违法行为或行政不当行为、卫生监督人员主观过错、有行政违法的情节和后果以及卫生监督责任必须为卫生行政法律规范所确认。

2. 卫生监督稽查

卫生监督稽查是指卫生监督机构对其内部及下级卫生监督机构及其卫生监督员在卫生执法活动中依法履行职责、行使职权和遵守纪律情况进行的监督和检查活动。卫生监督稽查程序包括立案、稽查前准备、检查与调查、处理、落实稽查意见和结案。

第三节　卫生法的制定与实施

一、卫生法的制定

（一）卫生法的制定的概念和特征

卫生法的制定又称卫生立法，是指有权的国家机关依照法定的权限和程序，制定、认可、修改、补充或废止规范性卫生法律文件的活动。卫生法的制定有广义和狭义之分。狭义的卫生法的制定，专指中华人民共和国全国人民代表大会及其常委会制定卫生法律的活动。广义的卫生法的制定，不仅包括中华人民共和国全国人民代表大会及其常委会制定卫生法律的活动，还包括国家行政机关、地方权力机关等制定卫生法规、规章和其他相关规范性文件的活动。

卫生法的制定是卫生执法、卫生司法和卫生守法的前提和基础，在国家卫生法制建设中具有重要的地位。卫生法的制定的特点包括以下内容。

1. 主体特定性

卫生立法是国家的一项专门活动，只能由享有卫生立法权的国家机关进行，其他任何国家机关、社会组织和公民个人均不得进行卫生立法活动。

2. 职权性

享有卫生立法权的国家机关只能在其权限范围内进行与其职权相适应的卫生立法活动。

3. 程序性

卫生立法活动必须依据立法程序进行。

4. 综合性

卫生立法活动不仅包括制定新的规范性卫生法律文件的活动，还包括认可、修改、补充或废止等活动。

5. 专属性

卫生立法专属于卫生领域，即有关公共卫生、人体生命健康保护、疾病预防控制等方面的法律。

（二）卫生法制定的依据

1.《中华人民共和国宪法》是卫生立法的法律依据

《中华人民共和国宪法》是国家的根本大法、母法，具有最高的法律效力，是其他法律、法规的立法依据。因此，《中华人民共和国宪法》中有关发展医疗卫生事业，发展现代医药和我国传统医药，鼓励和支持农村集体经济组织、国家企事业组织和街道组织举办各种医疗卫生设施，开展群众性的卫生活动，保护人民健康的内容，是我国卫生立法的来源和法律依据。

2. 保护人体健康是卫生立法的思想依据

健康是人类生存与发展的基本条件，人民的健康状况和卫生发展水平是衡量一个国家或地区的发展水平和文明程度的重要标志。国家的富强和民族的进步，包含着健康素质的提高。增进人民健康，不仅要关注生理健康，还要包括心理健康，提高全民族的健康素质，促进和保障社会的可持续发展，卫生法律都为其提供了重要保障。因此以卫生关系为调整对象的卫生法必然要把保护人体健康作为其立法的思想依据、立法工作的出发点和落脚点。

3. 医药卫生科学是卫生立法的自然科学依据

卫生法是医学法学、卫生学、药物学、生物学等自然学科相结合的产物，其许多具体内容是依据这些自然科学的基本原理、研究成果而制定的，因此必须把医学、卫生学、药物学、生物学等自然科学的基本规律作为卫生法制定的科学依据，使法学和医药卫生科学紧密联系在一起，才能进一步促进医学科学的进步和卫生事业的发展，从而达到保护人体生命健康的立法目的。

4. 社会经济条件是卫生立法的物质依据

卫生立法也离不开我国现阶段的物质生活条件。只有这样，才能使卫生法客观地反映出自然规律的要求，使卫生法所调整的卫生法律关系更加科学化。目前我国仍处于发展中国家，与世界发达国家相比，我国的综合国力、人民生活水平和公民的文化素质水平仍有差距，地区间发展不平衡，都成为了制约卫生立法工作的因素。因此，卫生立法必须着眼于我国的实际，实事求是，正确处理好卫生立法与现实条件、经济发展之间的关系，以适应社会主义市场经济和卫生事业改革的需要，以实现保护人体生命健康的目的。

5. 卫生政策是卫生立法的政策依据

卫生立法离不开党的方针、政策。卫生政策是党领导国家卫生工作的基本方法和手段，它正确反映医药卫生科学的客观规律和社会经济与卫生事业发展的客观要求，是对人民共同意志和卫生权益的高度概括和集中体现。政策的执行必须依靠法律，通过法律将政策的内容定型化、具体化，变得具有可执行性，政策的具体内容才能够得以贯彻实施，卫生立法以卫生政策为指导，使卫生法反映社会发展的要求，充分体现人民意志，使卫生法能够在现实生活中得到普遍遵守和贯彻，最终形成良好的卫生法律秩序，保障人民群众卫生权益的实现。

（三）卫生法制定的基本原则

卫生法制定的原则，是指卫生立法活动必须遵循的准则。它反映了卫生立法工作的一般规律，是我国社会主义立法原则在卫生领域中的具体体现。根据《中华人民共和国立法法》中的规定，卫生立法中其基本原则包括实事求是，从实际出发的原则；原则性与灵活性相结合的原则；遵循医学科学发展的客观规律的原则；协调的原则；民主立法，走群众路线的原则；总结我国经验与借鉴国外经验相结合的原则。

（四）卫生法制定的程序

《中华人民共和国立法法》分别对中华人民共和国全国人民代表大会和中华人民共和国全国人民代表大会常务委员会的立法程序做了明确的规定，对行政法规、地方性法规和规章的立法程序做了原则性规定。卫生立法并无特别的程序，依照上述规定，卫生立法程序也包括四个环节：卫生立法准备、卫生法律议案的提出、卫生法律草案的审议、卫生法律的表决和公布。

二、卫生法的实施

（一）卫生法实施的概念

卫生法的实施，是指通过一定的方式使卫生法律规范在社会实际生活中得以贯彻和实现的活动。卫生法的实施，实际上是卫生法运行的整个过程，包括卫生行政执法、卫生司法、卫生守法和医药卫生法律监督四个方面。

卫生行政执法又称卫生法的适用，它有广义和狭义之分。广义的卫生行政执法，是指国家行政机关和法律、法规授权的组织及其公职人员，依照法定的职权和程序，行使国家权力，用以解决具体问题的一种专门活动，既包括抽象的行政行为，也包括具体的行政行为；狭义的卫生行政执法即卫生监督。

卫生司法也是卫生法适用的一种重要形式，是指人民法院依照卫生法律规范审理卫生行政诉讼案件的活动。

卫生守法即卫生法的遵守，是指公民、法人和社会组织自觉遵守卫生法律规范，行使卫生权利、履行卫生义务的行为。

卫生法律监督是指国家机关、党政、团体、企事业单位、新闻媒体、社会舆论及公民等依照法律规定和法定程序，对卫生法律在实施过程中的情况进行监察与督促的活动。

（二）卫生法的适用

卫生法在适用中要求做到正确、合法、及时这三个基本原则。正确是指在适用医药卫生法律时，事实要清楚，证据要确实，定性要准确，处理要适当；合法是在处理违反卫生规范案件时，必须在法律授权范围内行事，既要符合实体法的要求，又不能违反程序法的规定；及时是在正确、合法的前提下，在法定的期限内办理完案件。以上三个原则，在卫生法的适用中相互联系，缺一不可。

卫生法的适用是一种国家活动，不同于一般公民、法人和其他组织实现卫生法律规范的活动。它具有以下特点。

1. 目的的特定性

卫生法适用的根本目的是保护公民的生命健康权。这是卫生法保护人体健康的宗旨所决定的。

2. 权威性

卫生法的适用是享有法定职权的国家机关以及法律法规授权的组织，在其法定的或授予的权限范围内，依法实施卫生法律规范的专门活动，其他任何国家机关、社会组织和公民个人都不得从事此项活动。

3. 合法性

卫生行政机关及法律法规授权的组织对卫生管理事务或案件的处理，应当有相应的法律依据。否则无效，甚至还必须承担相应的法律责任。

4. 程序性

卫生行政机关及法律法规授权的组织适用卫生法的活动必须依照法定程序进行。

5. 国家强制性

卫生法的适用是以国家强制力为后盾实施卫生法的活动，对卫生行政机关及法律法规授权的组织法做出的决定，任何当事人都必须执行，不得违反。

6. 要式性

卫生法的适用要求必须有表明适用结果的法律文书的制定。如卫生许可证、罚款决定书、判决书等。

（三）卫生法的解释

卫生法的解释是指有关国家机关、组织或个人，为适用或遵守卫生法，根据立法原意对卫生现行的法律规范的含义、内容、概念、术语以及适用的条件等所作的分析、说明和解答。卫生法的解释是完备卫生立法和正确实施卫生法所必需的。包括立法解释、司法解释和行政解释。其中，立法解释是指依法有权制定卫生法律、法规和规章的立法机关，对有关卫生法律规范条文本身所做出的进一步的解释说明。司法解释，是指国家司法机关依法对卫生法适用工作中的问题如何具体应用所作出的进一步的解释和说明。包括最高人民法院和最高人民检察院做出的解释。行政解释，是指国家行政机关在依法行使职权时，对有关卫生法律规范如何具体应用所做的解释说明。包括国务院及其所属各部门、地方人民政府行使职权时，对如何具体应用卫生法律的问题所做的解释。

三、卫生法律责任

（一）卫生法律责任的概念和特点

卫生法律责任是指卫生法律规范的行为主体由于违反卫生法律规范规定的义务或约定义务，对其违法行为所应承担的带有强制性的法律后果。卫生法律责任主要有以下特点。

1. 行为具有违法性

这是行为人承担卫生法律责任的前提条件。所谓卫生违法是法律关系主体实施的一切违反卫生法律规范的行为。卫生违法必须符合以下四个条件：①行为人在客观方面实施了违反卫生法律法规的行为；②卫生违法行为具有一定的社会危害性，侵害了卫生法所保护的社会关系和社会秩序；③违法行为的主体在主观方面必须有过错；④卫生违法的主体，必须是具有法定责任能力和行为能力的公民、法人和其他组织。

2. 由卫生法律规范明确规定

卫生违法行为有很多，但不是所有的违法行为都需要承担法律责任。只有卫生法律规范中做出了明确规定，行为主体才承担此种相应的法律责任。

3. 具有国家强制性

卫生法律责任同其他法律责任一样具有国家强制性，以国家强制力作为后盾。如果违法者拒绝承担其应承担的法律责任时，国家强制力将强制其承担。

4. 由法定机关追究

卫生法律责任必须由国家授权的专门机关在法定职权范围内依法予以追究。其他任何组织或个人都不得行使这种职权。

（二）卫生法律责任的种类

根据行为人违反卫生法律规范的性质和社会危害程度，卫生法律责任可以分为行政责任、民事责任和刑事责任三种。

1. 行政责任

行政责任是指责任主体违反卫生法律规范的行为，但尚未构成犯罪所应承担的法律后果。根据我国现行卫生法的规定，卫生行政责任主要包括卫生行政处罚和卫生行政处分两种承担方式。

（1）卫生行政处罚　这是指卫生行政机关或者法律法规授权的组织，在职权范围内对违反卫生法而尚未构成犯罪的行政相对人（公民、法人或其他组织）所实施的卫生行政制裁。卫生行政处罚的特征体现在：卫生行政处罚是由特定的行政主体做出的；卫生行政处罚是行政主体针对行政相对人做出的，属于行政主体依法实施的一种外部行为；卫生行政处罚是对行政相对人违反卫生行政管理秩序行为；卫生行政处罚是一种法律制裁，具有鲜明的惩戒性，并由国家强制力保证其实施。

根据行政处罚法和我国现行卫生法律规范的规定，卫生行政处罚的种类主要有：警告、罚款、没收非法财物、没收违法所得、责令停产停业、暂扣或吊销有关许可证等。

（2）卫生行政处分　根据《中华人民共和国公务员法》和相关卫生法的规定，卫生行政处分是指有管辖权的卫生行政主体对其具有隶属关系的违法失职人员给予的一种行政制裁。卫生行政处分主要是对卫生行政机关或有关机关内部的执法人员、公务人员，及医疗卫生机构内部的医疗卫生人员违反卫生行政管理秩序所给予的一种制裁。行政处分的种类主要有：警告、记过、记大过、降级、撤职、开除等形式。

行政处罚与行政处分虽然都属于行政责任的承担方式，但两者截然不同，主要区别在：①主体不同：行政处罚由行政执法机关实施，处罚的是行政相对人违反行政法律规范的行为；行政处分一般由国家机关、企事业单位或医疗卫生机构的行政领导做出决定，针对的是其内部所属人员的违法失职行为。②性质不同：处罚是外部行为，多属违法；处分属内部行为，多为失职。③制裁方式不同。④法律救济不同：对行政处罚不服，可以提起行政复议和行政诉讼，对行政处分不服只适用内部申诉途径。

2. 民事责任

民事责任是指行为主体因违反卫生法而侵害了自然人、法人及其他组织的民事权益，或因卫生法规定的事由，依法所需承担的法定不利后果。民事责任的特点是：①民事责任主要是一种财产性质的责任；②承担民事责任的方式是给予经济赔偿，以补偿受害人的损失；③在法律允许的条件下，民事责任可以由当事人自愿协商解决。

《中华人民共和国民法典》中第七编侵权责任中对承担民事责任的方式进行了规定，主要有：停止侵害、返还财产、赔偿损失、赔礼道歉、支付精神抚恤金等，既可以单独适用，也可以合并适用。卫生法所涉及的民事责任以经济赔偿损失，且当事人可以自愿协商解决。

3. 刑事责任

刑事责任是指行为主体因违反刑事法律规范构成犯罪所应当承担的法定不利后果。构成违反卫生法的刑事责任必须以卫生刑事犯罪为前提。刑事责任有以下特征：①刑事责任是行为人实施了刑法明文禁止的犯罪行为而产生的；②其确立的依据是行为人所实施的行为符合犯罪构成要件；③刑事责任实现的方式是刑法规定的主刑和附加刑。

根据《中华人民共和国刑法》规定，追究刑事责任的方式是刑罚。刑罚是国家审判机关依照其规定，限制或剥夺犯罪分子的某种权利，包括主刑和附加刑。主刑有管制、拘役、有期徒刑、无期徒刑和死刑，它们只能单独适用。附加刑有罚金、剥夺政治权利、没收财产，和针对外国人的驱逐出境，它们可以附加某种主刑适用，也可以独立适用。

《中华人民共和国刑法》对违反卫生法的犯罪行为的刑事责任做了明确规定，规定了 20 余个与违反卫生法有关的罪名，如生产销售假药罪、生产销售有害食品罪、生产销售不符合标准的医用器材罪、妨害传染病防治罪、妨害国境卫生检疫罪、非法组织卖血罪、医疗事故罪等。在卫生法中也对于刑事责任的具体内容进行了明确的规定。

第四节　卫生监督体制

卫生监督体制建设是医疗卫生体制改革的重要组成部分，卫生监督体系是公共卫生体系的重要一环，是执行国家卫生法律法规、维护公共卫生秩序和医疗服务秩序、保护人民健康、促进经济社会协调发展的重要保证。卫生监督是国家管理卫生事务的重要形式，我国已初步形成了以社会公共卫生与健康相关产品、卫生机构和专业人员监督管理为主要内容的卫生法律法规体系。各级卫生防疫、防治机构和其他卫生机构承担着大量的卫生监督工作，在保障人民健康、维护社会稳定和促进国民经济发展方面发挥了重要作用。

为了更好地保护公众生命健康，国家针对公共卫生、医疗卫生、食品安全、药品安全、传染病防治、医疗器械管理、母婴保健、血液管理等方面的法律制度逐步完善，卫生监督体制也日趋合理。而其中规范卫生监督主体的设立、职权和执法行为尤为重要。

一、卫生监督主体

卫生监督主体，是指能以自己的名义独立进行卫生监督活动并行使卫生监督权，并对由此产生的行为后果承担法律责任的行政主体。包括各级卫生行政部门，也包括卫生法律法规赋予监督权力的其他卫生监督机构。卫生监督机构，是指设置在卫生行政部门中具有具体执行监督职能的内部机构。在监督机构中设置有卫生监督员，由他们具体进行监督管理工作，法律法规对其职权职责、任职及行为规范等方面都作出了明确规定。

二、体系建设

为加快构建强大公共卫生体系，推动优质医疗资源扩容和区域均衡布局，提高全方位全周期健康服务与保障能力，促进中医药传承创新，《"十四五"优质高效医疗卫生服务体系建设实施方案》提出："到 2025 年，在中央和地方共同努力下，基本建成体系完整、布局合理、分工明确、功能互补、密切协作、运行高效、富有韧性的优质高效整合型医疗卫生服务体系，重大疫情防控救治和突发公共卫生事件应对水平显著提升，国家医学中心、区域医疗中心等重大基地建设取得明显进展，全方位全周期健康服务与保障能力显著增强，中医药服务体系更加健全，努力让广大人民群众就近享有公平可及、系统连续的高质量医疗卫生服务。推动基层公共卫生体系和卫生监督体系建设，要落实疾病预防控制体系改革任务，加强疾病预防控制人才队伍建设，提高专业技术人员占比，健全公共卫生（含卫生监督）人员培养、准入、使用、待遇保障、考核评价和激励机制，创新医防协同，实现人员通、信息通、资源通。"

课后思考题

1. 什么是卫生法？卫生法有哪些特点？
2. 什么是卫生监督？它由哪些要素构成？
3. 如何理解卫生法律责任，它有哪些承担方式？
4. 如何理解我国现行卫生监督体制？